Dr. 坂根の クイズでわかる 糖尿病カーボカウント

初級編

坂根直樹／著　佐野喜子・真鍋　悟／編集協力

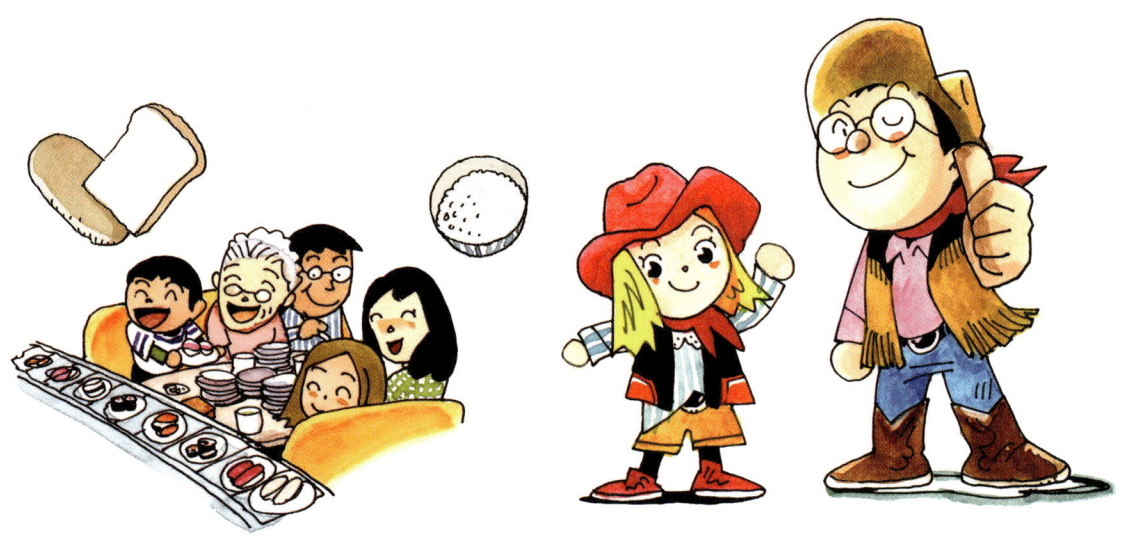

医歯薬出版株式会社

This book was originally published in Japanese
under the title of :

DR. SAKANE-NO KUIZU-DE WAKARU TONYOBYO KABOKAUNTO SYOKYUHEN
(Dr. Sakane's Quiz Learning about Carb Counting for Beginners)

SAKANE, Naoki
  Chief Investigator, National Hospital Organization Kyoto Medical Center

© 2011 1st ed.

ISHIYAKU PUBLISHERS, INC.
  7-10, Honkomagome 1 chome, Bunkyo-ku,
  Tokyo 113-8612, Japan

はじめに

　糖尿病の食事療法を完全に守っている人の割合は2割程度という報告があります．「血糖値は気になるけれど，食事療法は大変」と思っている糖尿病の人は多いことでしょう．昔から，ごはん・パン・めん類などの炭水化物をとると，血糖が上がりやすいことはわかっていました．われわれの調査でも，血糖コントロールには体重と炭水化物の割合が決め手となることを確認しています．昼はラーメンに半チャーハンとぎょうざの炭水化物過多だったり，「朝抜き，昼そば，夜ドカ食い」の炭水化物の偏りが血糖変動を大きくしたり，血糖コントロールが悪くなっている原因なのかもしれません．

　「カーボカウント」（Carb counting）は，最近注目されている糖尿病の食事療法のひとつです．「カーボ」（Carb）とは「炭水化物」（Carbohydrate）のこと，「カウント」（counting）とは「数える」ことなので，「カーボカウント」とは直訳すると「炭水化物を数える」ことを意味します．「5皿食べると，5カーボ（＝炭水化物75g）」というように回転ずしで皿数を数えるようなものです．

　インスリンを使っていない糖尿病の人なら，毎食の炭水化物の量を一定にすることで血糖変動が小さくなります．自分がとるべき炭水化物の量（ごはんは160gとか食パンは2枚など）を覚えることから始めましょう．インスタント食品やお菓子が好きな人は，栄養成分表示を見るくせをつけましょう．これが「カーボカウント基礎編」です．1日4回以上の強化インスリン療法（インスリンポンプを含む）をしている1型糖尿病の人なら，炭水化物の量に合わせてインスリン量を調節することができます．これが「カーボカウント応用編」で，覚えておくと外食やおやつを食べるときにとても便利です．基礎編ではおおまかに，応用編ではなるべく正確にカーボンカウントしましょう．

　本書では，「カーボカウント基礎編」から「カーボカウント応用編」の導入部までを，クイズ形式でわかりやすく解説しています．さらに，私の友人でもあるいわみせいじさんのユニークなイラストとそのまま使える便利ツールを付し，「カーボカウント」について楽しく学べるよう工夫をしてあります．

　ただし，炭水化物だけ気をつけていれば，ほかは食べ放題・飲み放題というわけではありません．体脂肪が増え始めたらエネルギーと脂肪，悪玉コレステロール（LDL-C）値が高くなったら洋菓子や肉類などの飽和脂肪酸，腎機能が低下し始めたらたんぱく質系食品を制限するなど，糖尿病の病態によって食事療法は変わります．

　それでは，「カーボカウント」の道先案内人「カーボーイくん」と一緒に，「カーボ」の旅へ出かけましょう！

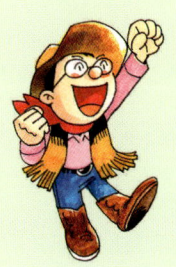

平成23年7月15日（祇園祭 宵山にて）

坂根直樹

Dr. 坂根のクイズでわかる糖尿病カーボカウント　初級編／目次

はじめに／iii

カーボカウント早見表 …… 2

ごはん／食パン（6枚切り）／そば（ゆで）／うどん（ゆで）／バナナ／オレンジ

ホント？　ウソ？
カーボと血糖と肥満の
常識をチェック！

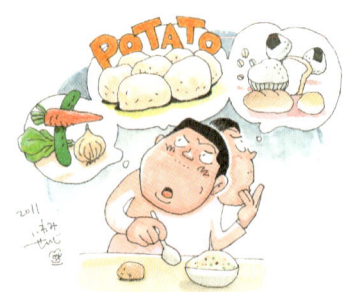

1	太っている人は，理想体重まで体重を減らさなければいけない．	9
2	うさぎのような野菜中心の生活にしなければいけない．	11
3	夕食にアルコールを飲む人は，ごはんを食べないほうがよい．	13
4	塩せんべいは甘くないので，血糖が上がりにくい．	15
5	ポテトサラダは野菜なので，血糖が上がりにくい．	17
6	そうめんはあっさりしているので，血糖が上がりにくい．	19
7	「朝抜き，昼そば，夜ドカ食い」は血糖が上がりやすい．	21
8	残り物はもったいないので，残さずに食べておいたほうがよい．	23
9	同じエネルギーの食事をとれば，血糖は同じように上がる．	25
10	からだの中でブドウ糖を一番使うのは「脳」である．	27

クイズでマスター！
カーボカウント
トレーニング50問！

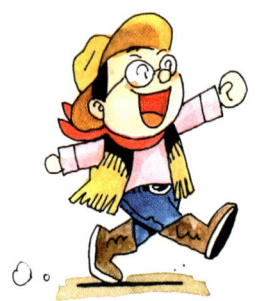

Q 1	「カーボカウント（基礎編）」とは？	31
Q 2	どの栄養素が血糖を上げる？	33
Q 3	どれが炭水化物？	35
Q 4	「あんぱん」と「フライドチキン」，どちらが血糖を上げるでしょうか？	37
Q 5	炭水化物を含む食べ物は？	39
Q 6	「食品交換表」の中で炭水化物を含むのはどれ？	41
Q 7	1カーボ＝炭水化物15gとすると，75gのブドウ糖は何カーボになる？	43
Q 8	日本人が一番食べている炭水化物は？	45
Q 9	日本人の1日当たり平均炭水化物摂取量は？	47
Q10	1,600kcalを指示されている人の1日当たりの炭水化物摂取量は？	49

Q 11	身長 165 cm, 体重 65 kg, 腎臓の合併症はなし, 1,600 kcal の人は夕食にどのくらいのたんぱく質をとったらいいの?	51
Q 12	脂肪は血糖にどんな影響を及ぼすの?	53
Q 13	ごはん（茶碗 1 杯強, 200 g）は何カーボ?	55
Q 14	食パン（6 枚切り 1 枚）は何カーボ?	57
Q 15	うどん 1 玉（ゆで, 240 g）は何カーボ?	59
Q 16	1 食に 4 カーボとりたいときには, どれを選んだらよい?	61
Q 17	1 食に 4 カーボとりたいときには, スパゲッティ（乾燥）をどのくらいゆでるとよい?	63
Q 18	バナナ（1 本, 200 g）は何カーボ?	65
Q 19	野菜でカウントするのはどれ?	67
Q 20	アルコールのカーボカウント. 以下のうちで, カウントするのはどれ?	69

Q 21	低血糖で, あんぱん 1 個と角砂糖 3 個をとったら, 高血糖になりました. 低血糖後に高血糖にならないために, 炭水化物をどのくらいとればよい?	71
Q 22	「15/15 ルール」とは何でしょうか?	73
Q 23	夜間の低血糖で, 悪い夢を見たり, 朝起きたら汗びっしょりになっているときがあります. 予防するためにおすすめな補食はどれ?	75
Q 24	小腹が空いて, 1 カーボの間食をしたいとき, 次のどれがよい?	77
Q 25	強化インスリン療法をしている人が, サッカーや野球などの運動前に血糖が 100 mg/dL 未満だったら, とるべき炭水化物の目安は?	79
Q 26	夜の食事が遅いので, 夕方に 2 カーボの間食をしたいときにとるとよいのは?	81
Q 27	栄養成分表示を読み解きましょう！　その 1	83
Q 28	栄養成分表示を読み解きましょう！　その 2	85
Q 29	栄養成分表示を読み解きましょう！　その 3	87
Q 30	栄養成分表示を読み解きましょう！　その 4	89

Q 31	栄養成分表示を読み解きましょう！　その 5	91
Q 32	栄養成分表示を読み解きましょう！　その 6	93
Q 33	炭水化物を極端に制限するとどうなるの?	95
Q 34	和食メニューに含まれる炭水化物は?　朝食編	97
Q 35	和食メニューに含まれる炭水化物は?　昼食編	99
Q 36	和食メニューに含まれる炭水化物は?　夕食編	101
Q 37	洋食メニューに含まれる炭水化物は?　朝食編	103
Q 38	洋食メニューに含まれる炭水化物は?　昼食編	105
Q 39	洋食メニューに含まれる炭水化物は?　夕食編	107
Q 40	中華メニューに含まれる炭水化物は?	109

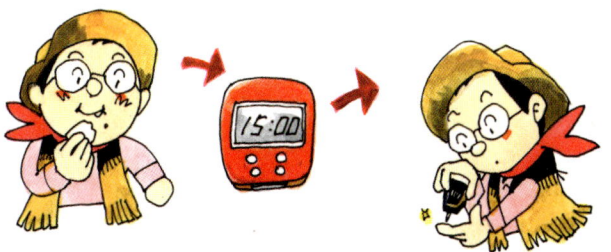

Q 41	「カーボカウント（応用編）」とは？	111
Q 42	ICR（インスリン：炭水化物比）を調べる方法は？	113
Q 43	CF（修正因子）を調べる方法は？	115
Q 44	1日に合計34単位のインスリンを注射している人が，就寝前に血糖が250 mg/dLと高かったときに，目標血糖150 mg/dLまで下げたい場合，どう注射すればよい？	117
Q 45	友人と一緒に喫茶店に入って，モンブランを注文しました．ICR＝1:10なら，追加するインスリンは何単位？	119
Q 46	家族と外食して回転ずしで5皿（10個）をとりました．ICR＝1:15なら，インスリンは最低，何単位打てばよい？	121
Q 47	目標血糖が150 mg/dLで，現在の血糖が250 mg/dLとします．いまから5カーボの炭水化物が含まれている食事をします．インスリンは何単位打てばよい？	123
Q 48	1型糖尿病の人を対象としたDAFNE（ダフネ）研究という研究があります．ダフネのもとの意味は？	125
Q 49	インスリンポンプには，血糖値と炭水化物量を入れると自動的に注入量を計算してくれる「ボーラスウィザード」という便利な機能がついています．この「ウィザード」とは？	127
Q 50	11月14日は何の日でしょうか？	129

カーボカウント便利ツール

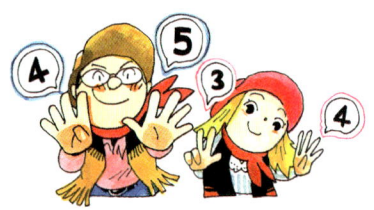

カーボカウント基礎編を成功させるコツ	132
血糖連動食事記録表	133
簡単な指示カロリーの決め方とカーボ数	134
カーボカウントカード	135

| 文 献 | 141 |
| 索 引 | 143 |

イラスト／いわみせいじ　カバー・本文デザイン／イトーデザインスタジオ

謝 辞
本書は，NHOネットワーク共同研究「1型糖尿病治療の標準化と効果的な治療法の確立に関する研究」（主任研究者：坂根直樹）の成果の一部である．

カーボカウント早見表

ごはん／食パン（6枚切り）／そば（ゆで）／うどん（ゆで）／バナナ／オレンジ

炭水化物を含む代表的な食品が，どのくらいの量でどのくらいの炭水化物を含むのかを，ひと目見てわかる早見表にまとめてみました．
自分がどのくらいの炭水化物を食べたらいいかを知る足がかりにしてくださいね．

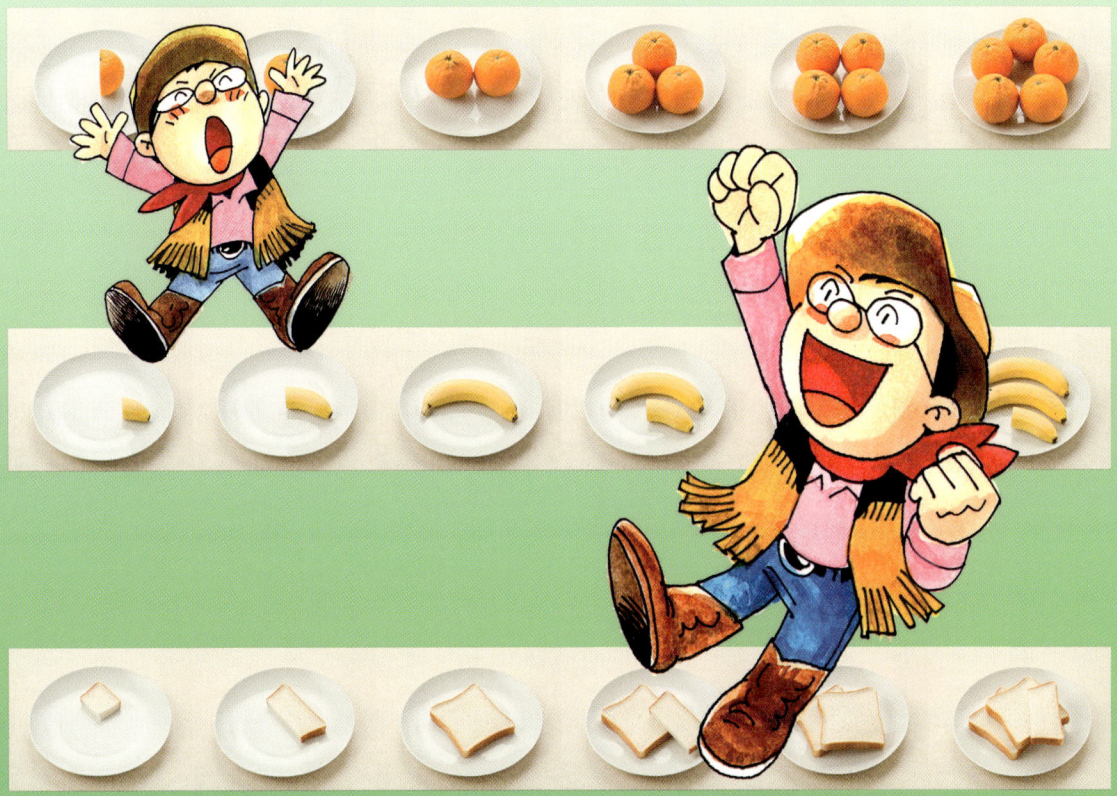

ごはん

1カーボ＝炭水化物15g

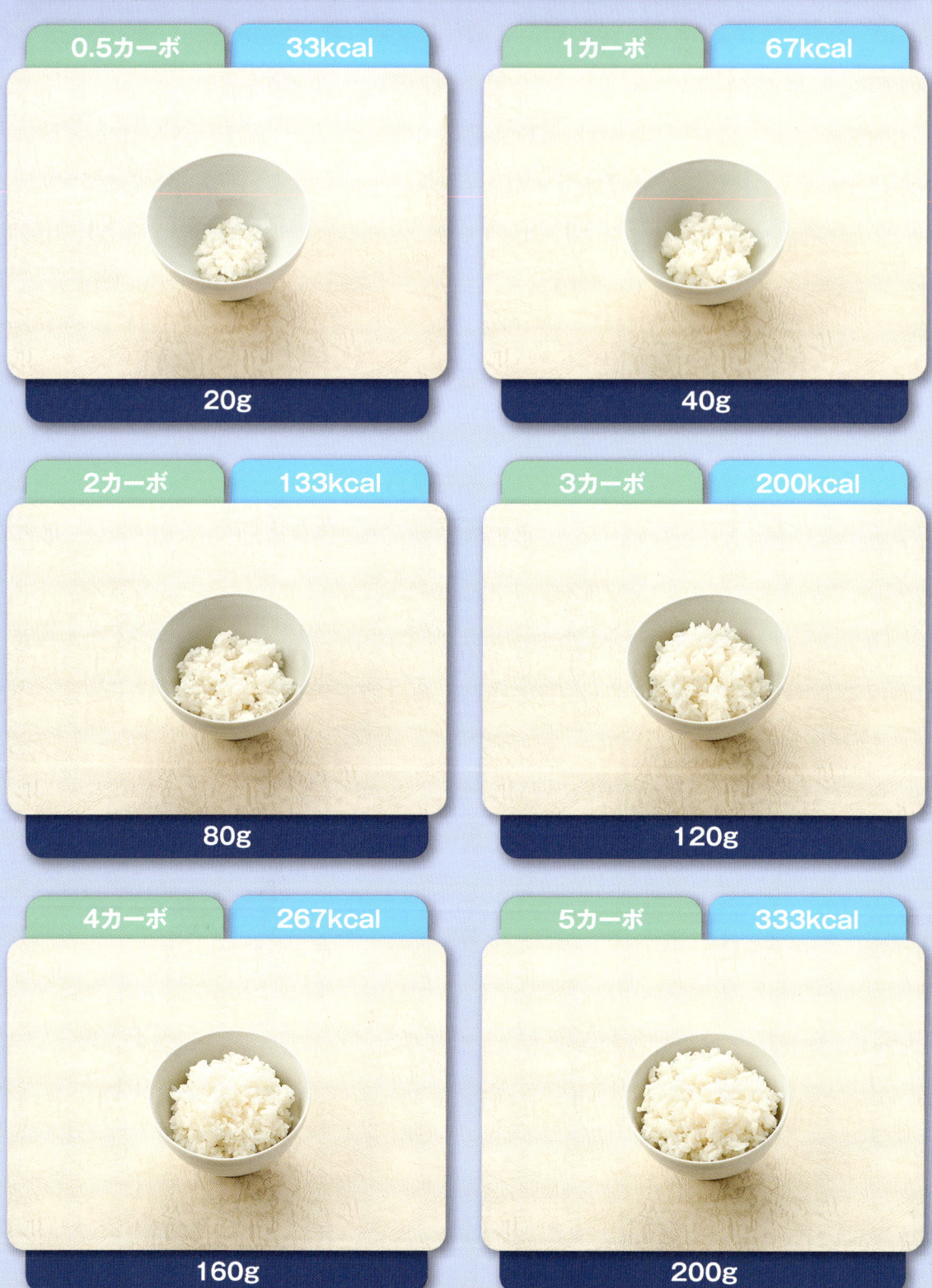

0.5カーボ	33kcal
20g	

1カーボ	67kcal
40g	

2カーボ	133kcal
80g	

3カーボ	200kcal
120g	

4カーボ	267kcal
160g	

5カーボ	333kcal
200g	

※茶碗の直径は11cmです．

食パン（6枚切り）

1カーボ＝炭水化物15g

0.5カーボ / 40kcal	1カーボ / 80kcal
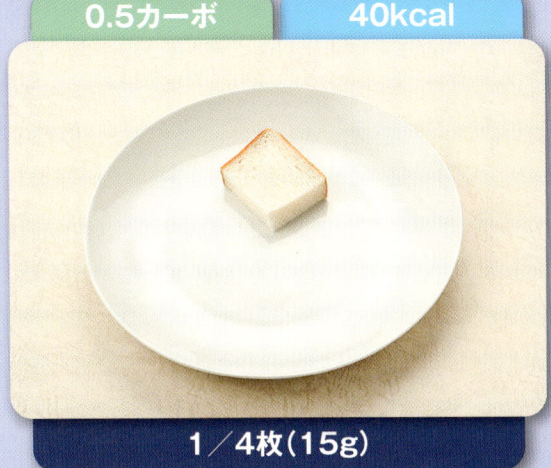 1／4枚（15g）	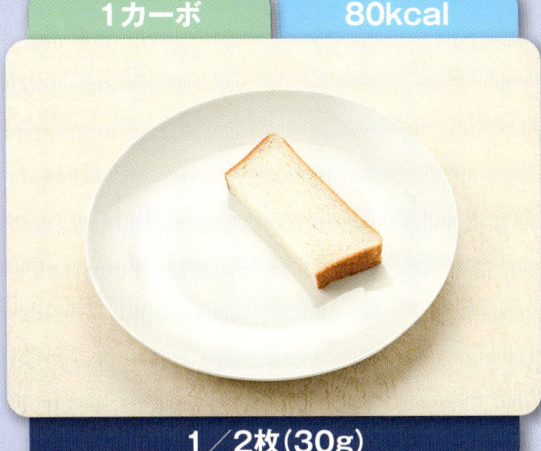 1／2枚（30g）
2カーボ / 160kcal	3カーボ / 240kcal
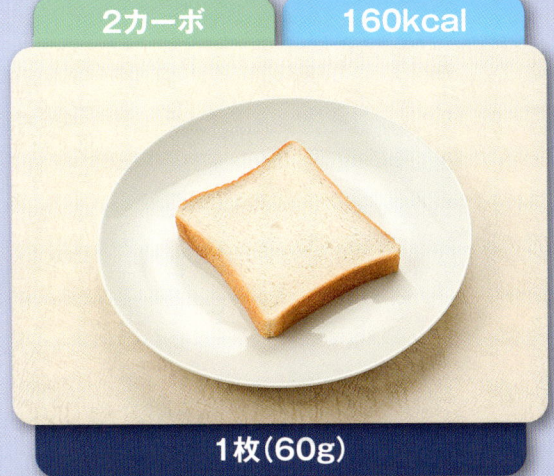 1枚（60g）	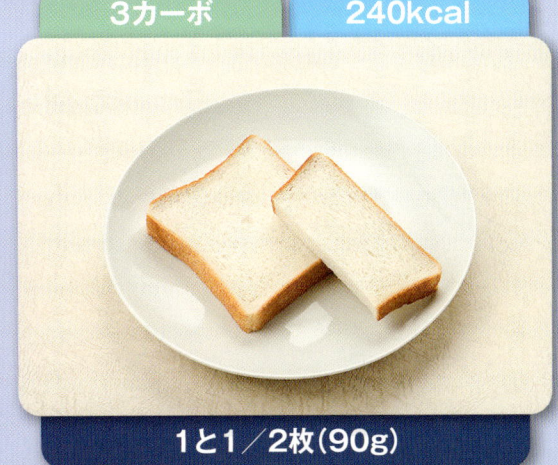 1と1／2枚（90g）
4カーボ / 320kcal	5カーボ / 400kcal
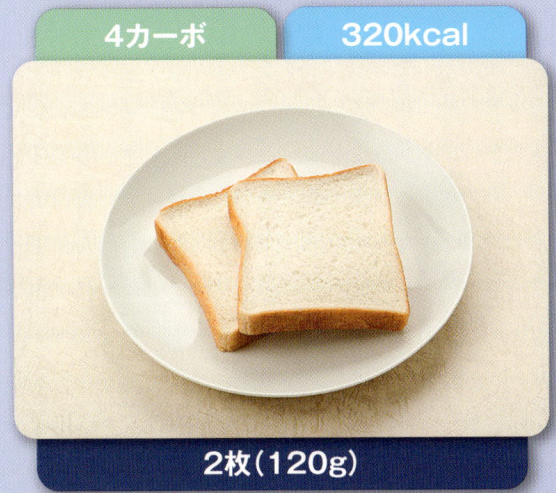 2枚（120g）	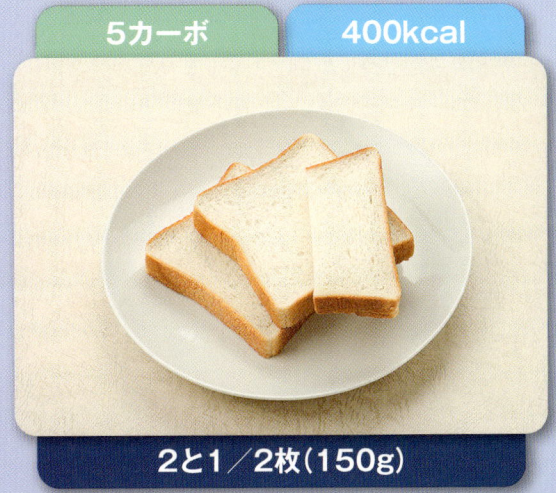 2と1／2枚（150g）

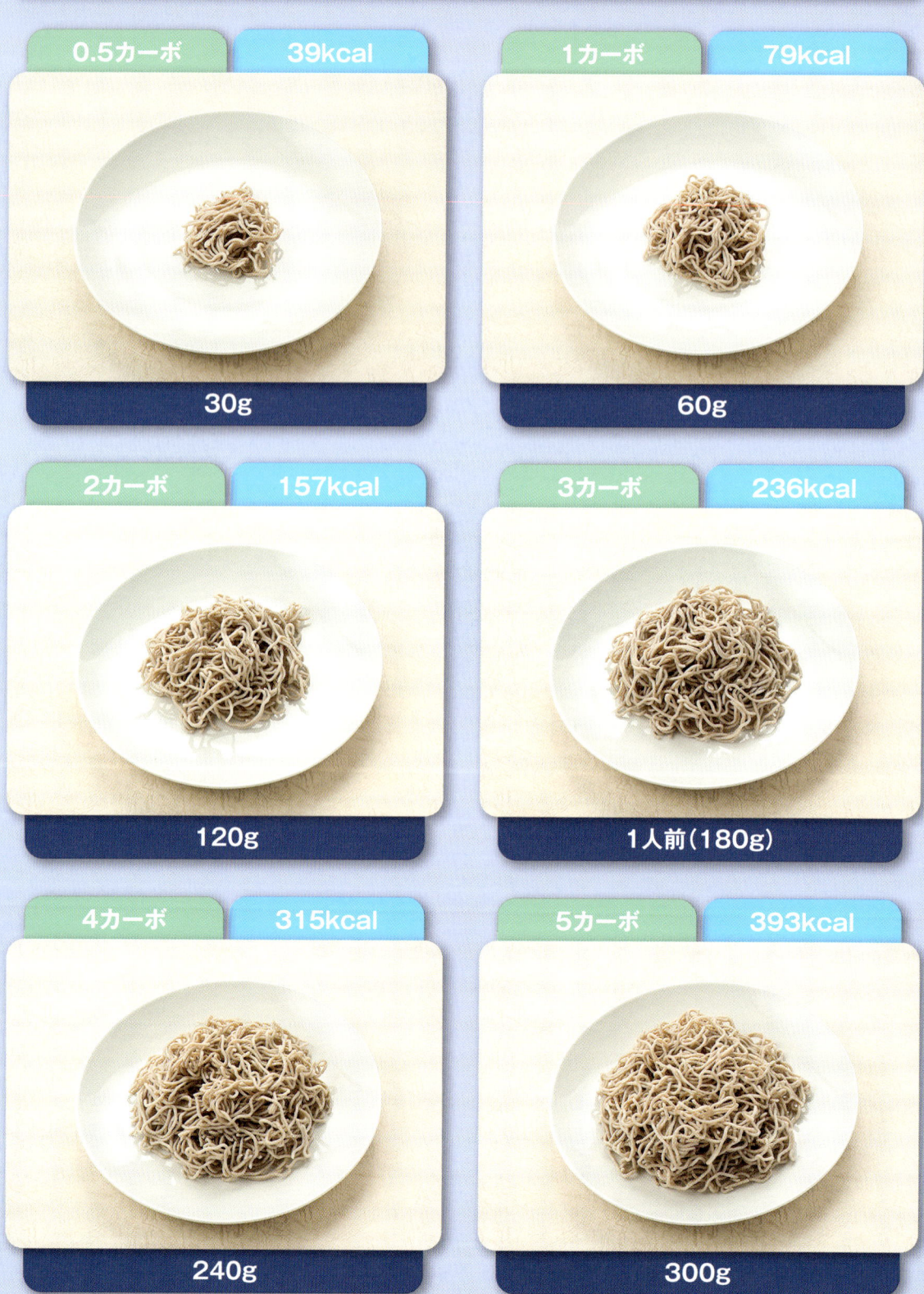

うどん（ゆで）

1カーボ＝炭水化物15g

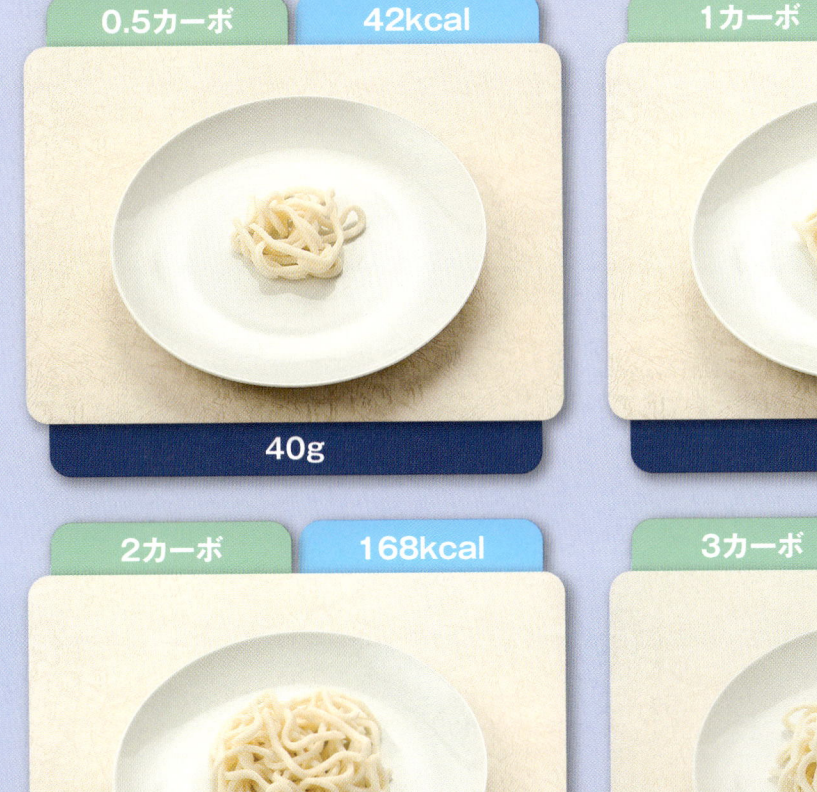

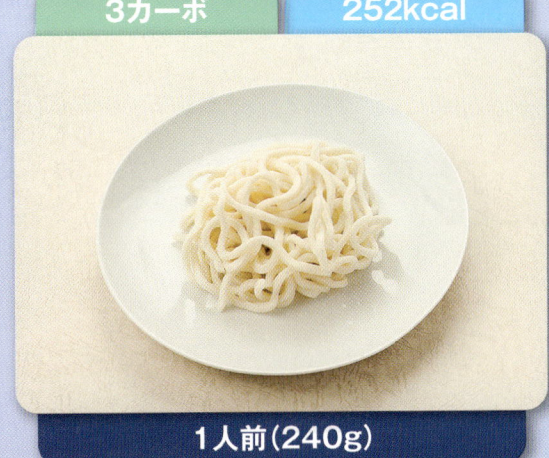

0.5カーボ	42kcal

40g

1カーボ	84kcal

80g

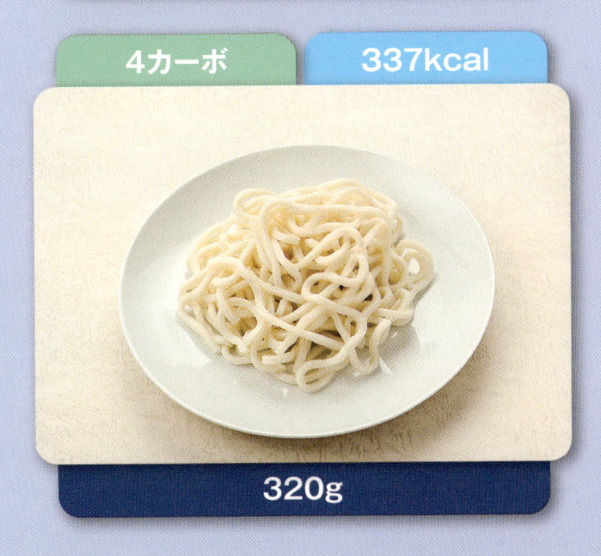

2カーボ	168kcal

160g

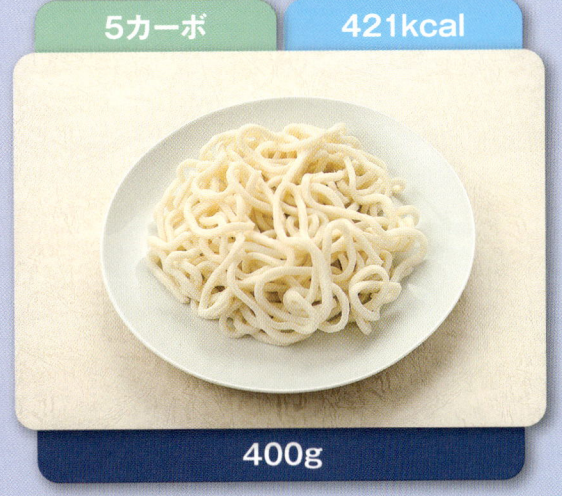

3カーボ	252kcal

1人前（240g）

4カーボ	337kcal

320g

5カーボ	421kcal

400g

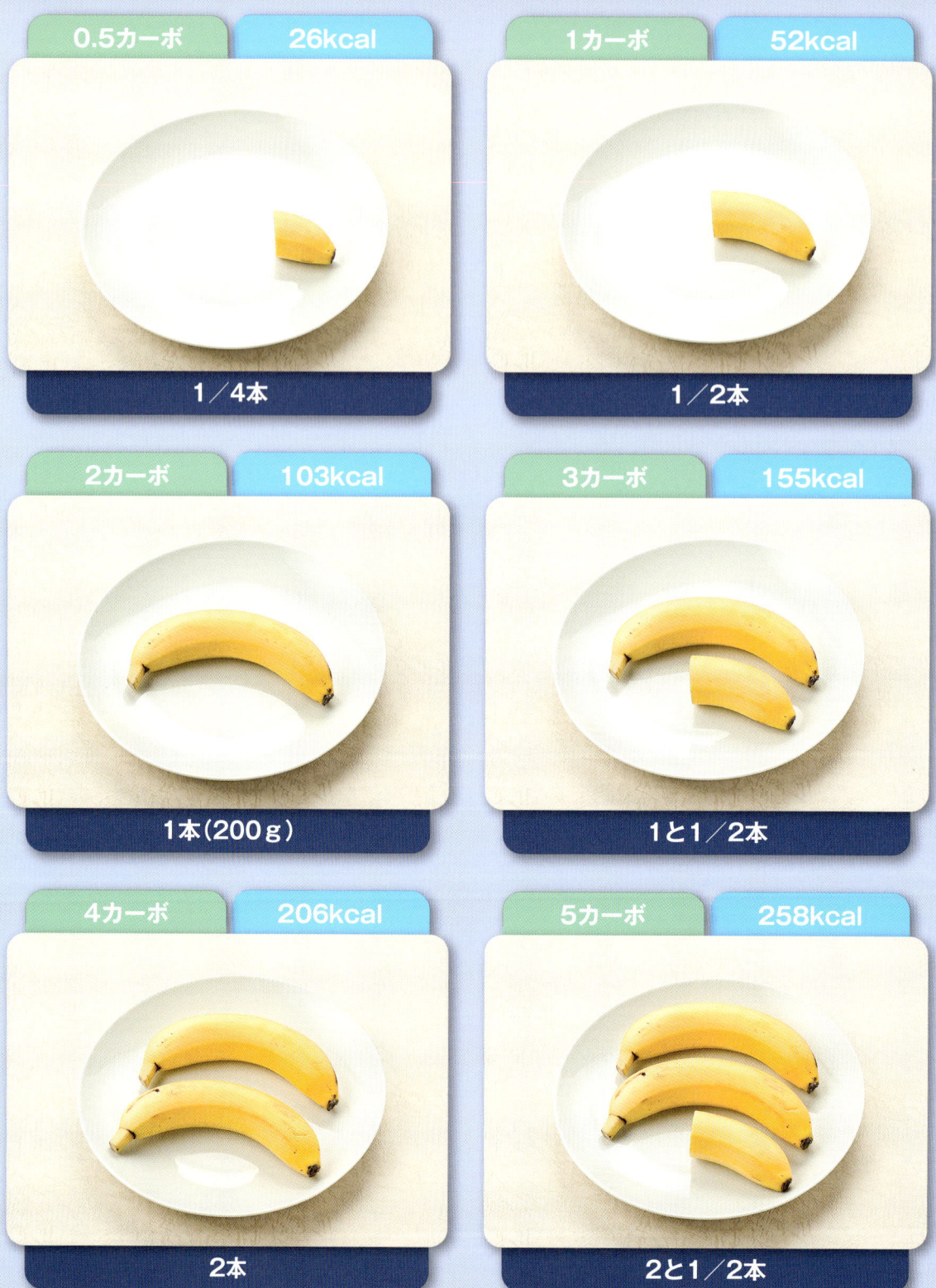

オレンジ

1カーボ＝炭水化物15g

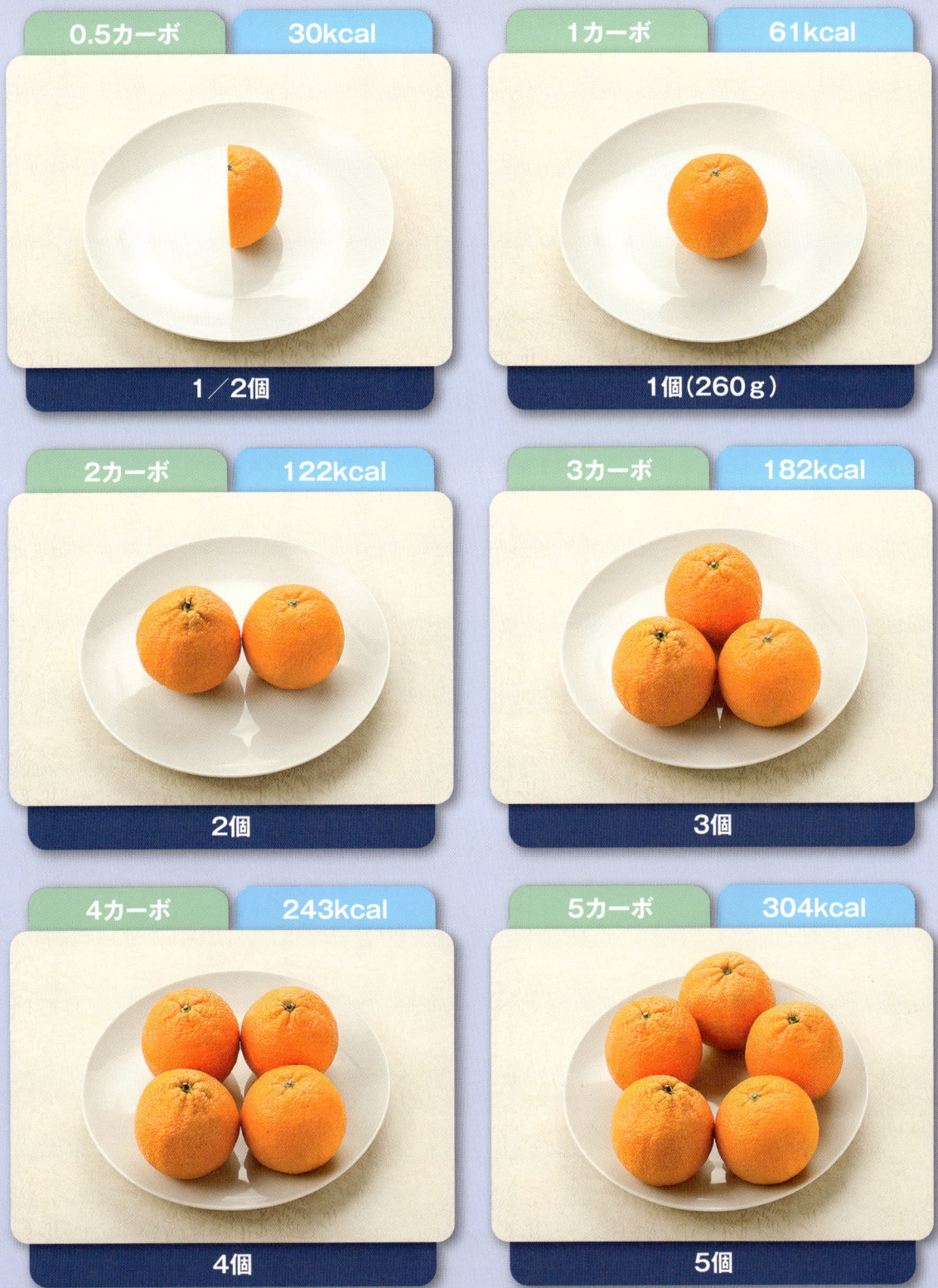

0.5カーボ / 30kcal	1カーボ / 61kcal
1／2個	1個（260g）
2カーボ / 122kcal	3カーボ / 182kcal
2個	3個
4カーボ / 243kcal	5カーボ / 304kcal
4個	5個

※オレンジ1個は中くらい約260gを基準としています．

ホント？ウソ？
カーボと血糖と肥満の常識をチェック！

「カーボ」ってなんでしょうか？　それは「炭水化物」のことです．
「なぁんだ」と思った方，炭水化物についてホントのことをご存知ですか？
ウソを常識だと思っていませんか？
さあ，これからいっしょに○×クイズでチェックしてみましょう！

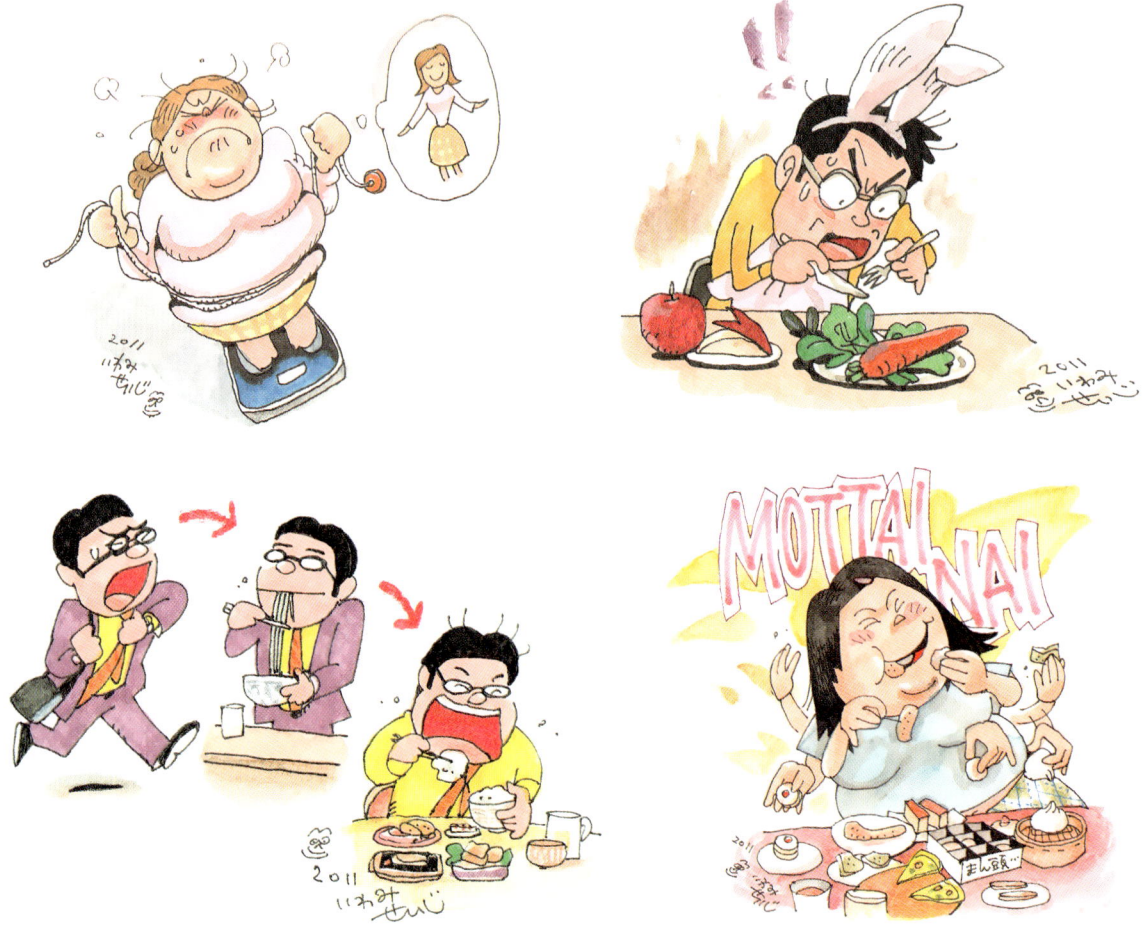

1 太っている人は、理想体重まで体重を減らさなければいけない。

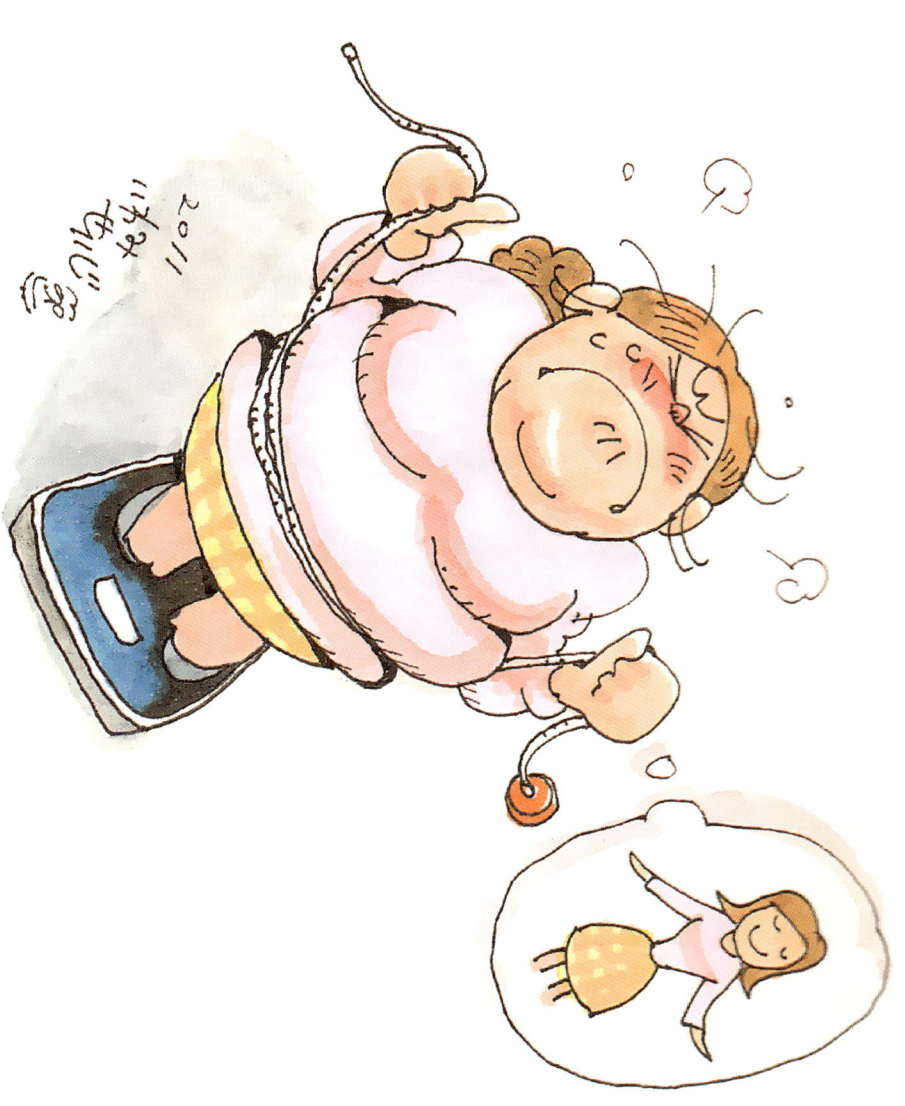

答 1：✕

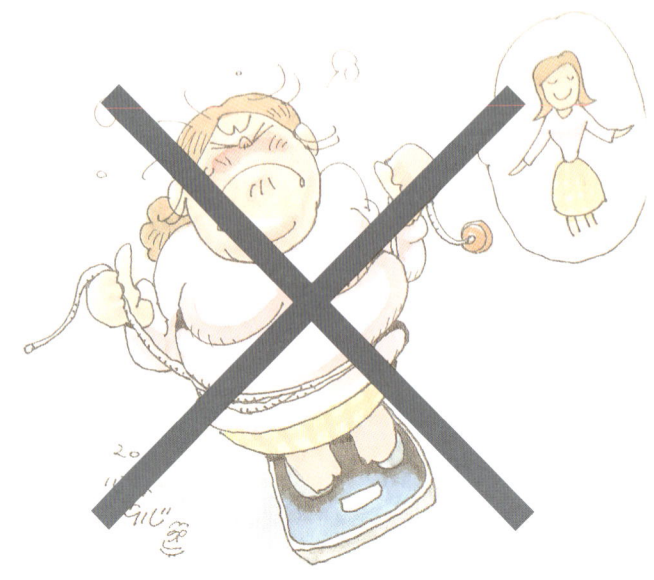

　そうなんです．決して，身長から算出される**標準体重まで体重を減らす必要はない**んです．

　「太っている人は，理想体重まで体重を減らさなければならない！」と考えたり，「20歳の頃の，自分のベスト体重まで体重を減らそう！」と無理に頑張ったりする人が，結構たくさんいます．

　生活習慣病の予防や治療が目的だったら，まずは，**現体重の5%を減らすことを目標に**してみましょう．体重が80 kgの人であれば4 kg，70 kgの人であれば3.5 kg，60 kgの人なら3 kgになりますね．

2 うさぎのような野菜中心の生活にしなければいけない。

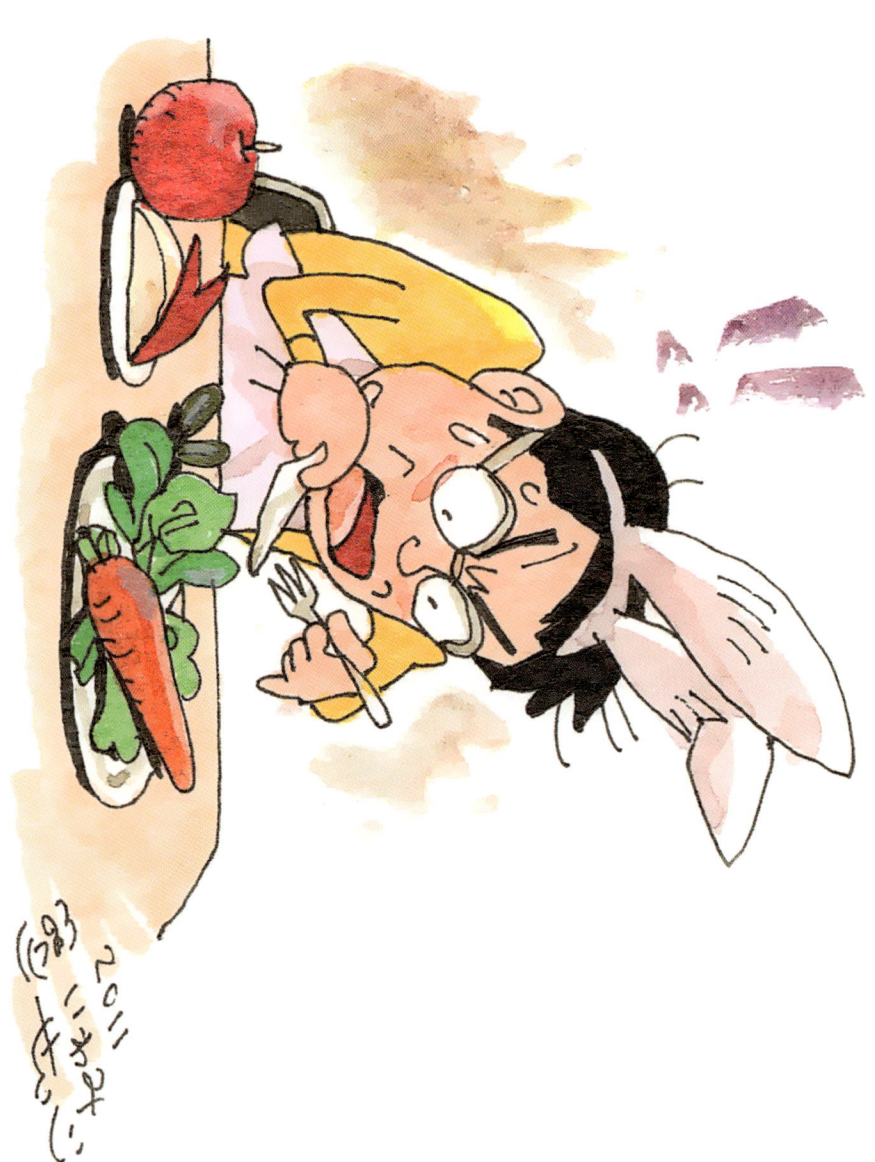

答2：✕

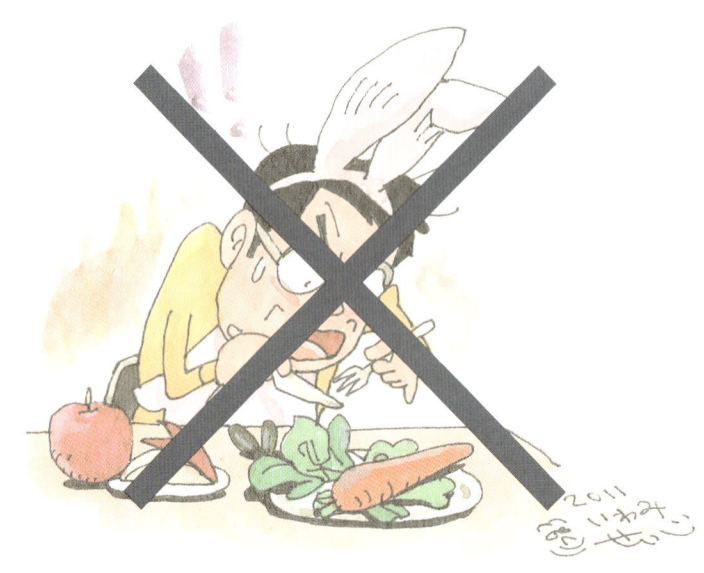

　糖尿病になったからといって，**野菜ばかり食べる必要はない**んですよ．

　肉，魚，大豆製品などは，骨や筋肉を作るたんぱく質を多く含んでいます．毎食，たんぱく質を多く含んだ食品をとることで身体の代謝が高まります．

　また，脂肪は絶対とってはいけないと思っていませんか？　そんなことはありません．脂肪は，ビタミンD，A，K，Eといった脂溶性ビタミンの吸収に役立ちます．それに，胃の動きがゆっくりとなるので血糖の上昇が遅くなり，腹もちもよくなります．

　炭水化物，たんぱく質，脂肪をバランスよくとることが大切なんです．

3 夕食にアルコールを飲む人は、ごはんを食べないほうがよい。

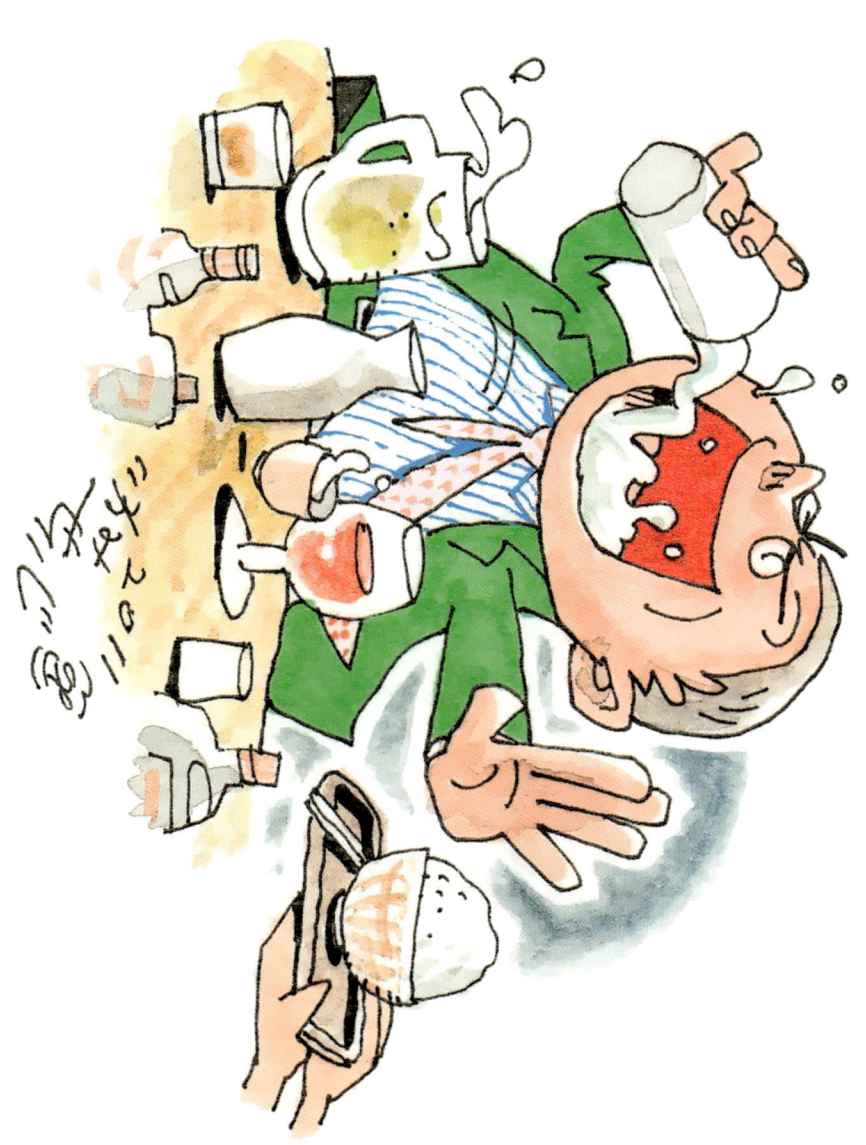

答3：✕

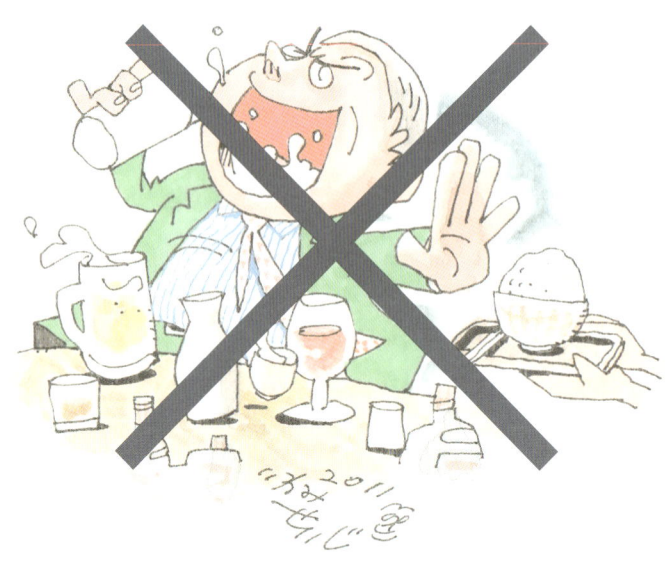

　お酒が好きな人の中には，**アルコール以外で血糖を下げようといろいろ考え，夕食のごはんを抜く**人がいます．

　そうすると確かに，血糖は一時的に下がります．でも，**肝臓に脂肪がついて，朝食前の血糖が上昇しやすくなる**んです．

　また，たくさんアルコールを飲み過ぎると，血糖を下げるホルモンである「インスリン」の分泌が悪くなり，その結果，糖尿病になりやすくなってしまいます．

4 塩せんべいは甘くないので、血糖が上がりにくい。

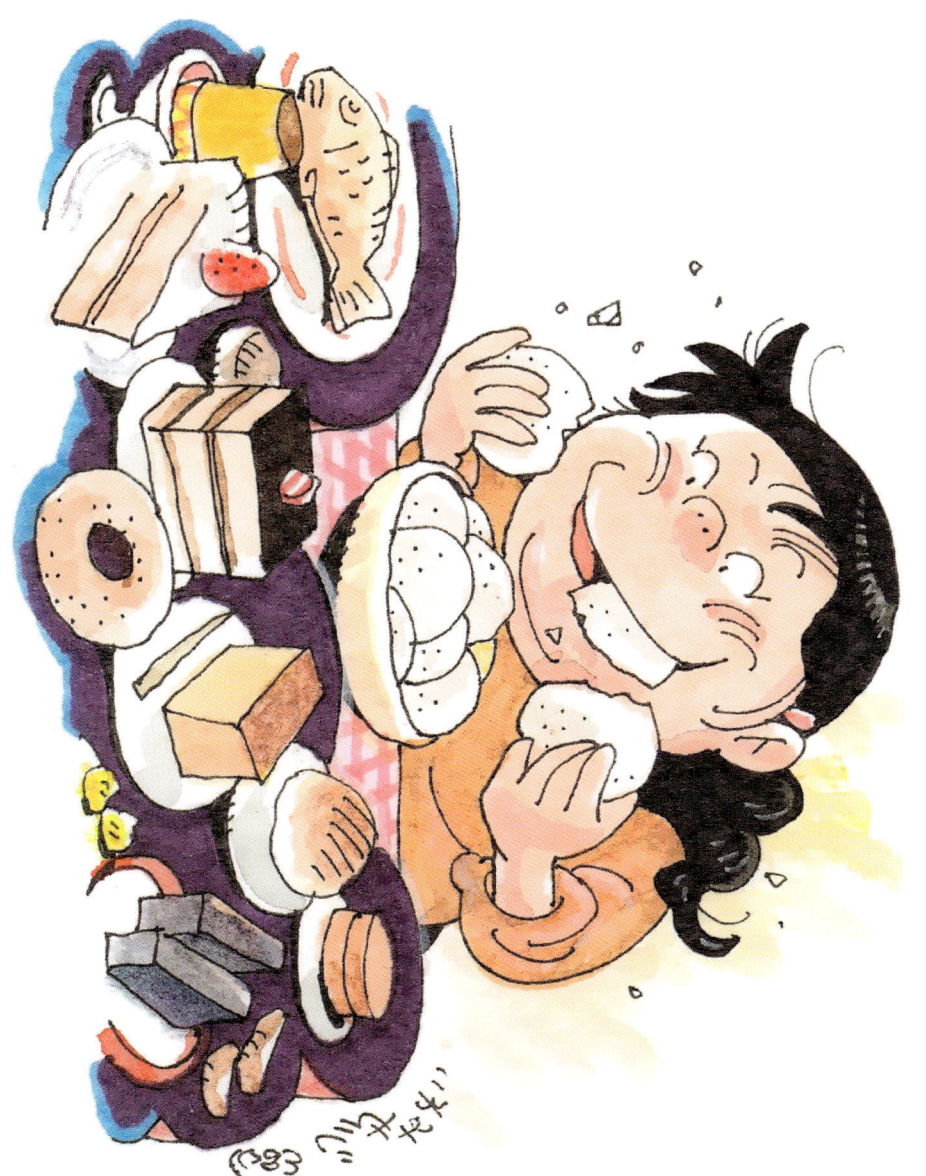

答4：✕

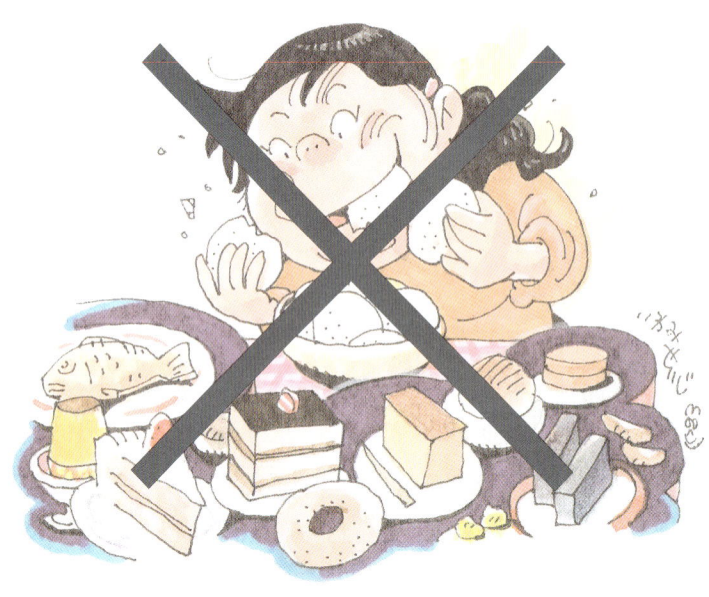

　食べ物のうち，どんな成分が血糖を上げやすいのでしょうか？
　まずは，塩せんべいの**「栄養成分表示」**を見てください．主な原材料が「もち米」です．**もちは炭水化物（糖質）なので血糖が上がりやすい**んです．
　「甘くない食べ物に糖質は含まれていない」と思って安心して食べていると，血糖が上がってしまいますよ．

5 ポテトサラダは野菜なので、血糖が上がりにくい．

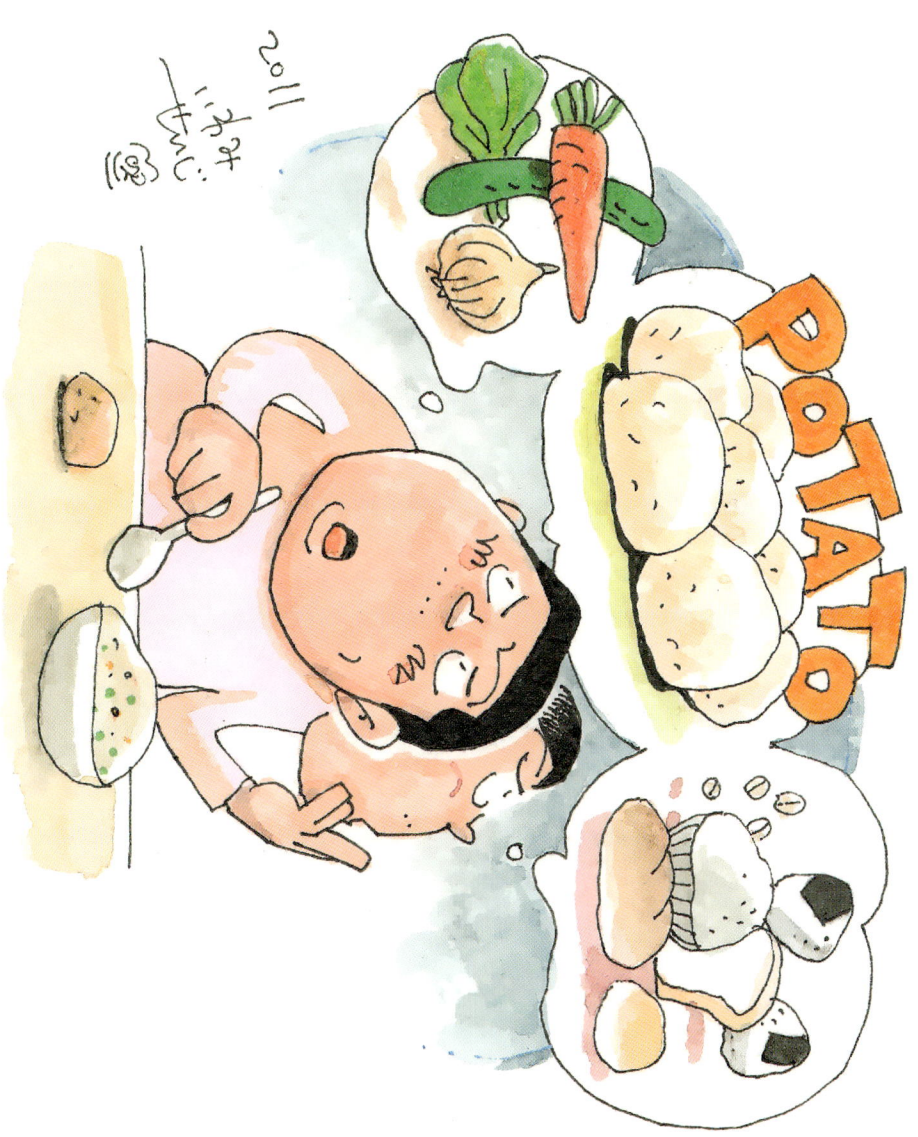

答5：✕

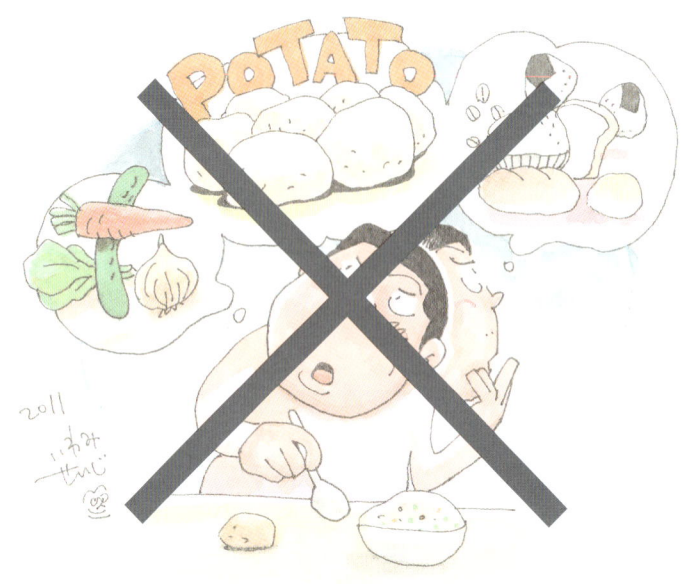

たいていの野菜は，食物繊維が多く，低カロリーですよね．
　でも，**いも，かぼちゃ，とうもろこしなどは炭水化物を多く含む野菜の代表**です．炭水化物をたくさんとると，血糖が大きく上がります．
　ポテトサラダは「サラダ」という名前がついているからといって安心して食べていると，逆に血糖が上がってしまいます．「マカロニサラダ」も「マカロニ」の原材料は小麦粉，つまり炭水化物ですから，名前に惑わされないようにしましょう．

6 そうめんはあっさりしているので、血糖が上がりにくい。

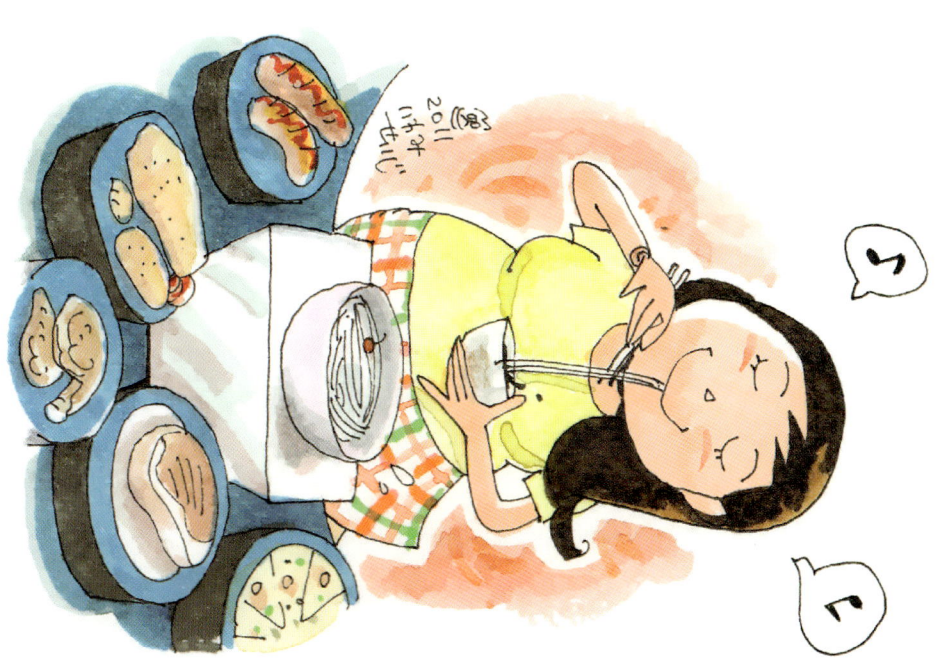

答6：✕

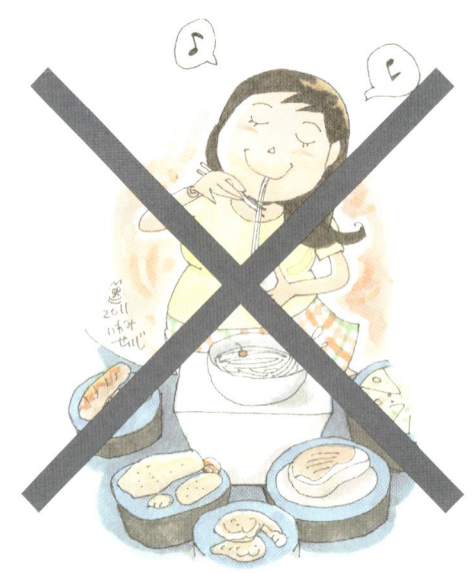

....

　そうめんの原料は小麦粉です．小麦粉，つまり炭水化物は血糖が上がりやすいことが知られています．
　また，**はるさめの原材料は，緑豆やじゃがいも・さつまいもといった「でんぷん」**です．見た目がしらたきや糸こんにゃくに似ていて，のどごしがよくても，炭水化物が多く含まれているので血糖が上がりやすいんです．

7 「朝抜き、昼そば、夜ドカ食い」は血糖が上がりやすい。

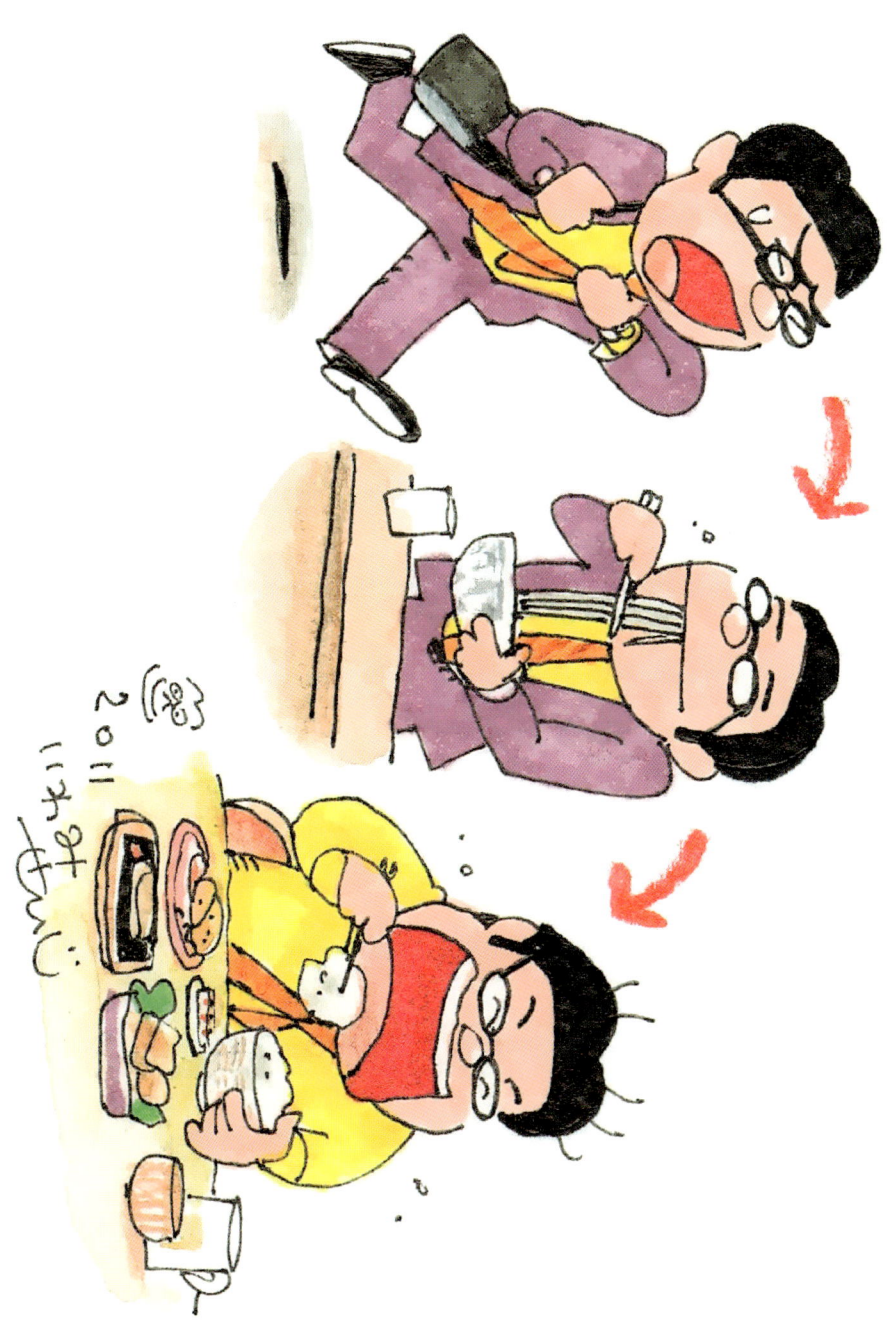

答7：○

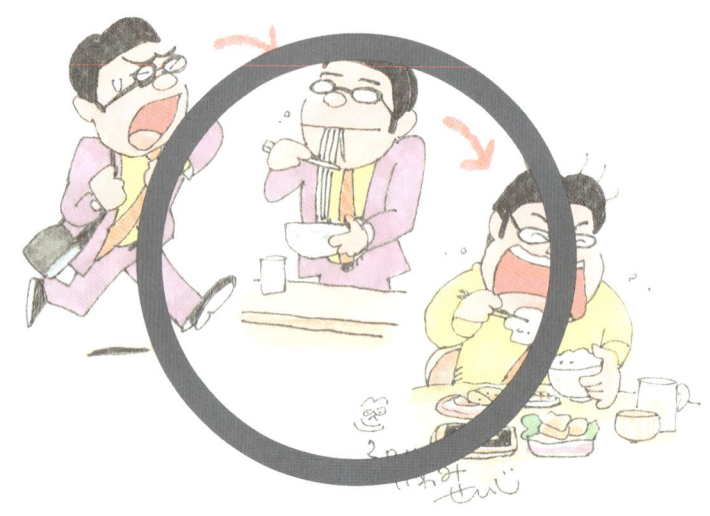

夜にドカ食いすると，朝ごはんを食べられませんよね．

肥満の人が朝ごはんを抜くと，同じ内容の昼食でも昼食後の血糖が上がりやすいことが知られています．どうしてでしょうか？

それは，**絶食時間が長くなるため，インスリンを効きにくくする「遊離脂肪酸」がたくさん出る**からです．これは「第2食現象」と呼ばれています．

ちなみに，相撲の力士たちはからだを大きくするため1日に2回の食事なのは，よく知られていることですね．

8 残り物はもったいないので、残さずに食べておいたほうがよい。

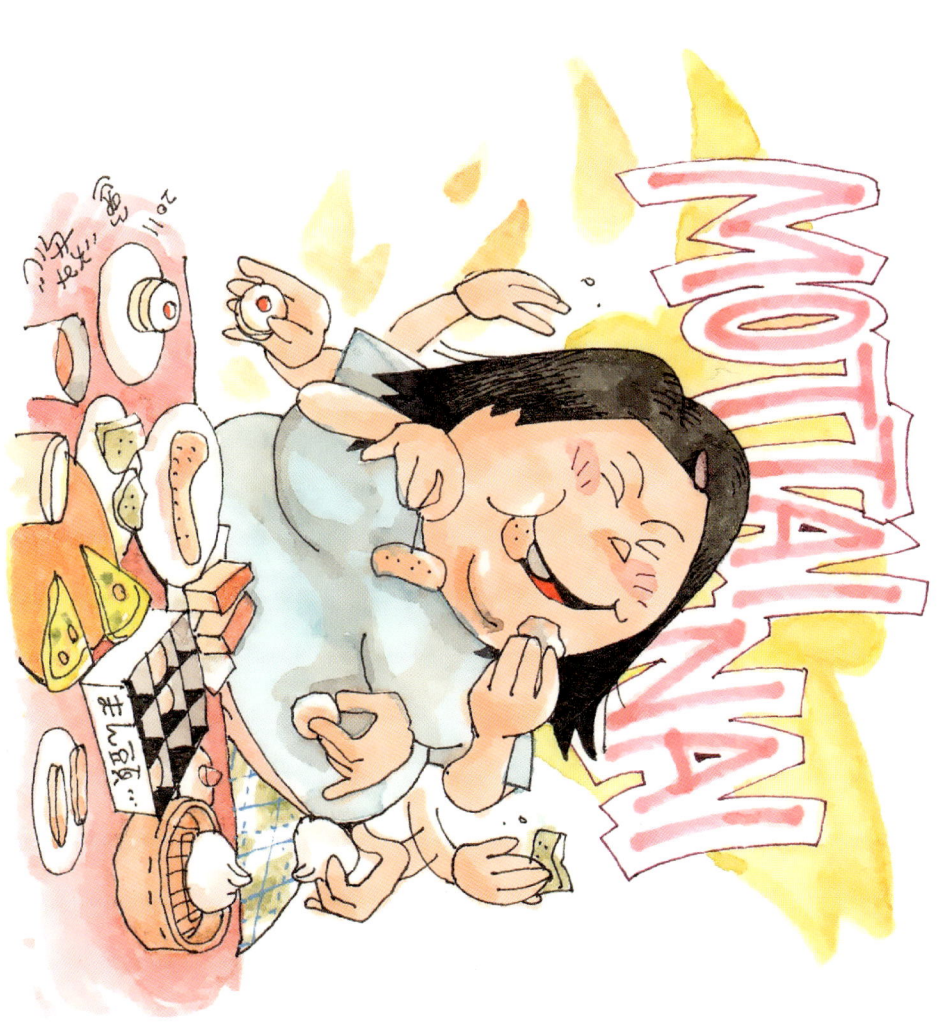

答8：✕

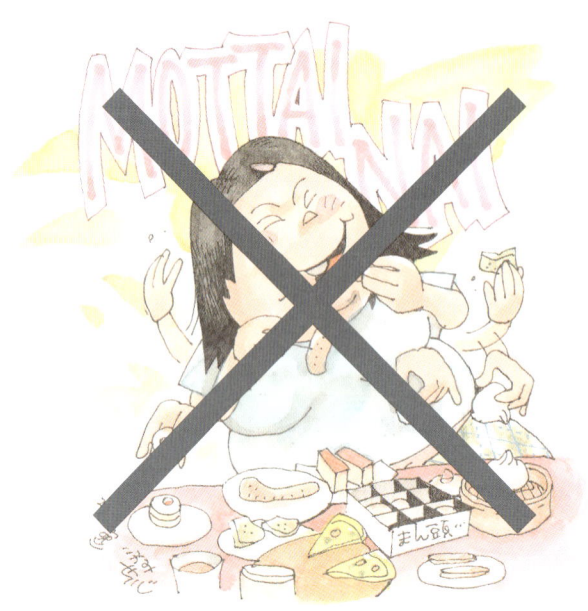

　環境や家計にはよいかもしれませんが，余分なものを食べると，当然，血糖は上がりやすくなります．そして，**体脂肪として蓄積**されてしまいます．
　残しておいて次の日に食べるなどの工夫をしてみませんか．

9 同じエネルギーの食事をとれば、血糖は同じように上がる。

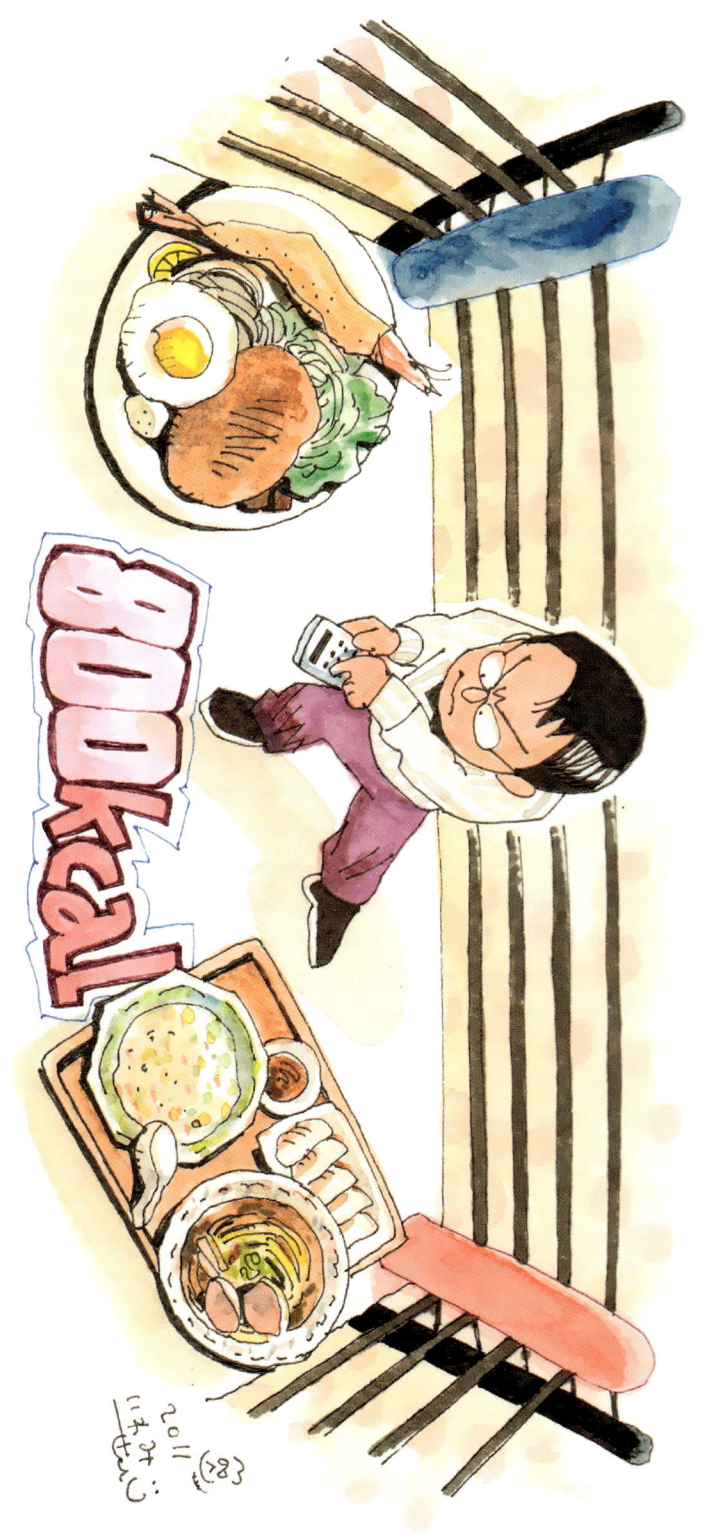

答9：✗

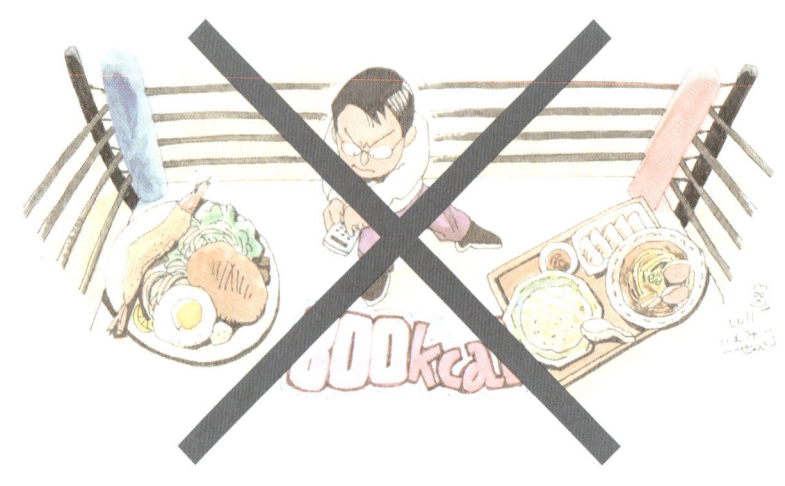

食べるものによって血糖の上がり方は変わります． 炭水化物，たんぱく質，脂肪，すべて血糖の上がり方が違います．**食後の血糖上昇に最も関係しているのは「炭水化物」**です．

　ごはん，パン，めん類など，炭水化物を多く含んでいる食品は血糖が上がりやすいんです．お好み焼きなどの，いわゆる「粉もの」も血糖を上げます．

10 からだの中でブドウ糖を一番使うのは「脳」である。

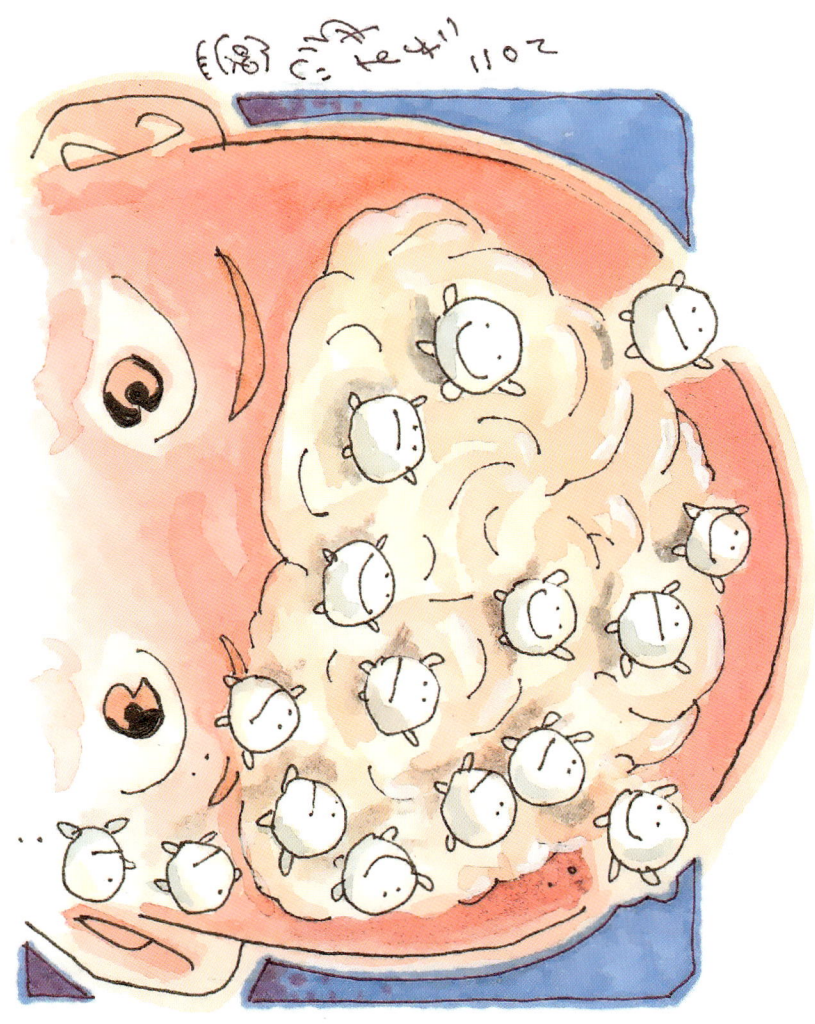

答10：✕

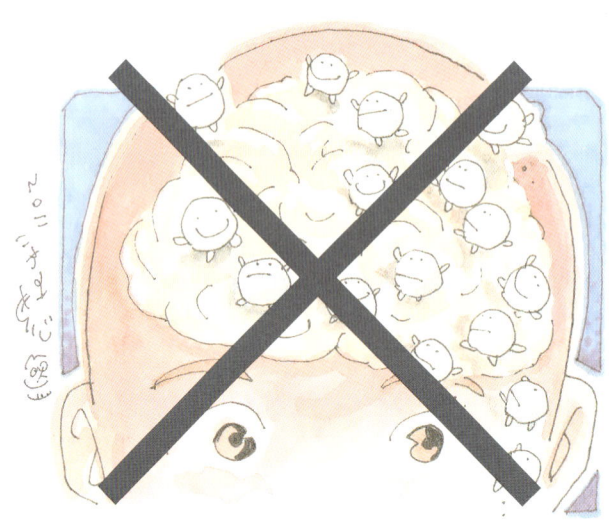

・・

　重さ当たりのブドウ糖消費量が多いのは，確かに「脳」です．
　でも，それに引き続いて多いのが「筋肉」です．脳よりも筋肉のほうが圧倒的に量が多いので，**人間のからだの中でブドウ糖を一番使っているのは，実は筋肉**なんです．

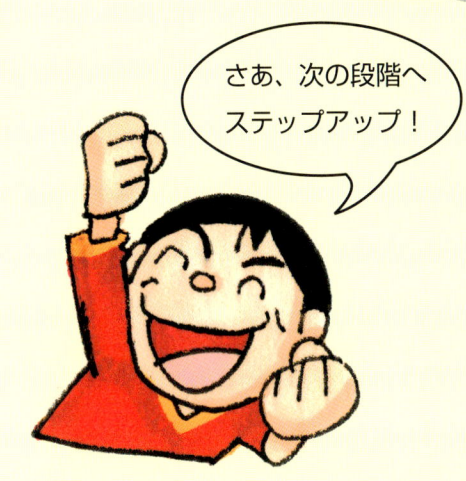
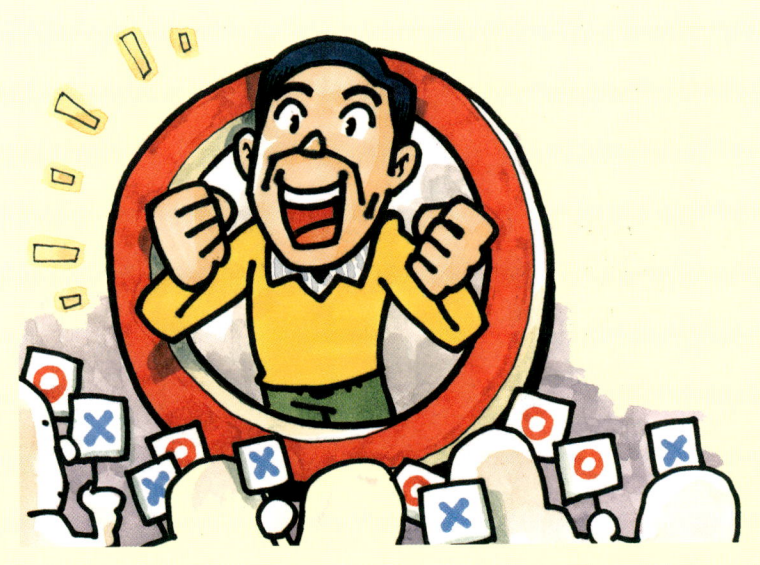

クイズでマスター！
カーボカウント トレーニング 50 問！

いよいよ「カーボカウント」を始めてみましょう！
道先案内人はカーボーイくんとカーコちゃん．
いっしょに楽しく，ちょっぴり頭を使って，カーボカウントを身につけましょう！

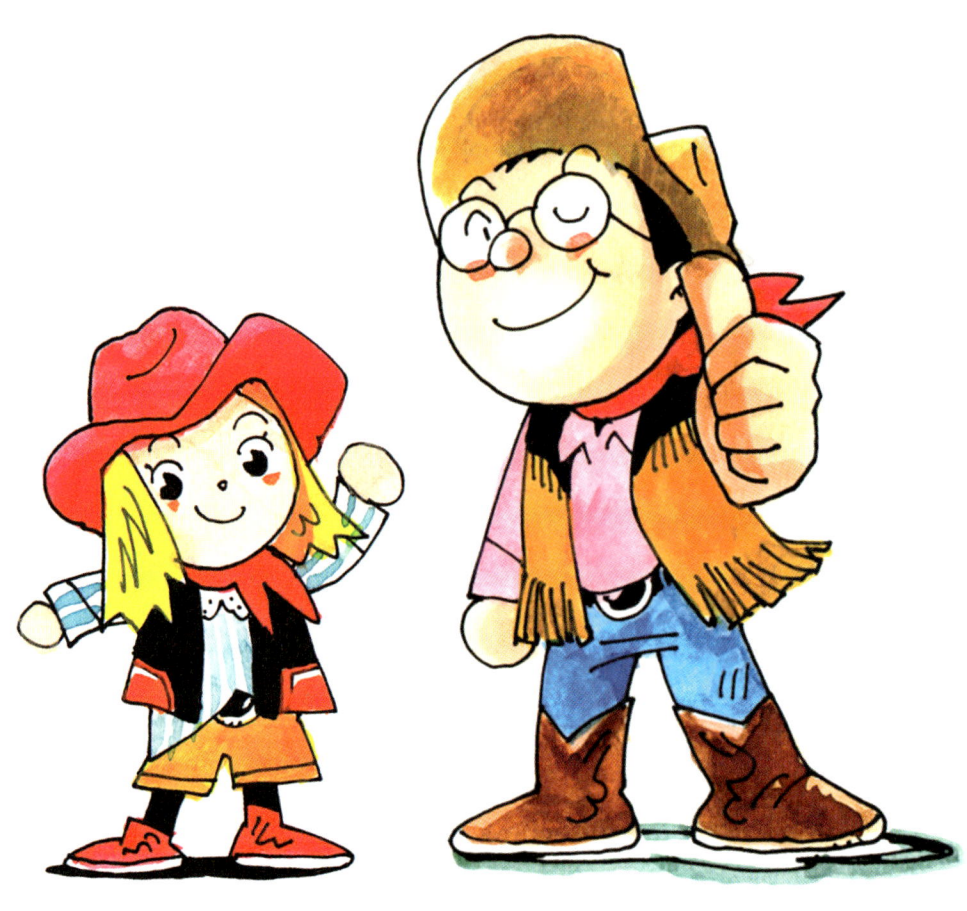

Q1 「カーボカウント（基礎編）」とは？

1. 炭水化物を抜く食事療法
2. 炭水化物を減らす食事療法
3. 炭水化物を数える食事療法
4. わからない

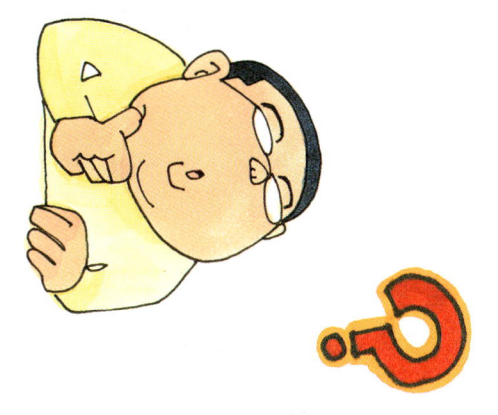

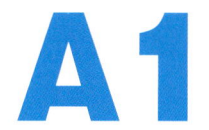

A1 ❸ 炭水化物を数える食事療法

●解説

　「カーボカウント（基礎編）」とは，食後の血糖値を安定化させるために炭水化物を数え，毎食食べる炭水化物量を一定にする食事療法です．「炭水化物を抜けば，おかずはいくら食べてもいいし，飲酒も自由」と思っていると，倦怠感などの症状を生じ，からだに大きな負担となります．ごはん，パン，めん類などの炭水化物を減らす「低炭水化物食」（エネルギー割合40％未満）は短期的には中性脂肪を低下させますが，長期の安全性については確立されていません．

　まずは，自分に合った炭水化物の量を覚えましょう．強化インスリン療法中の人やインスリンポンプを使っている人は，「カーボカウント（応用編）」で打つべきインスリン量を計算する方法を学びます．

炭水化物を数えるのがカーボカウントだね！

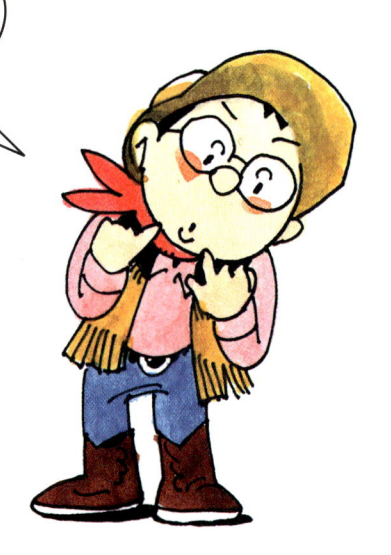

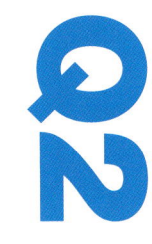

Q2 どの栄養素が血糖を上げる？

1 エネルギー
2 たんぱく質
3 脂質
4 炭水化物
5 塩分

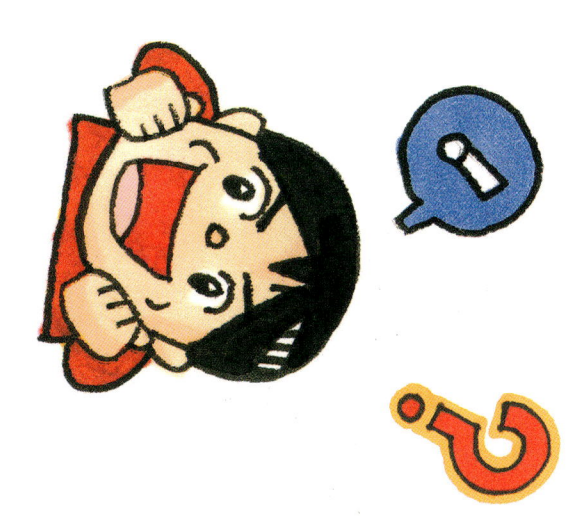

A2 ❹ 炭水化物

●解説

　ごはん，パン，めん類などの炭水化物は，胃や小腸で消化され，ブドウ糖となり吸収されて，血液中に移動します．食べた炭水化物の大半は2時間以内にブドウ糖へと変換されるわけです．血液中のブドウ糖のことを「血糖」といいます．血糖は脳，神経，赤血球，腎臓，筋肉などのエネルギー源となります．普通のたんぱく質の摂取量ぐらいでは血糖はあまり上昇しません．脂質は炭水化物と同時にとることで，胃が空っぽになるまでの時間が延びて，消化が遅くなり，食事の後の血糖のピークが遅くなります．

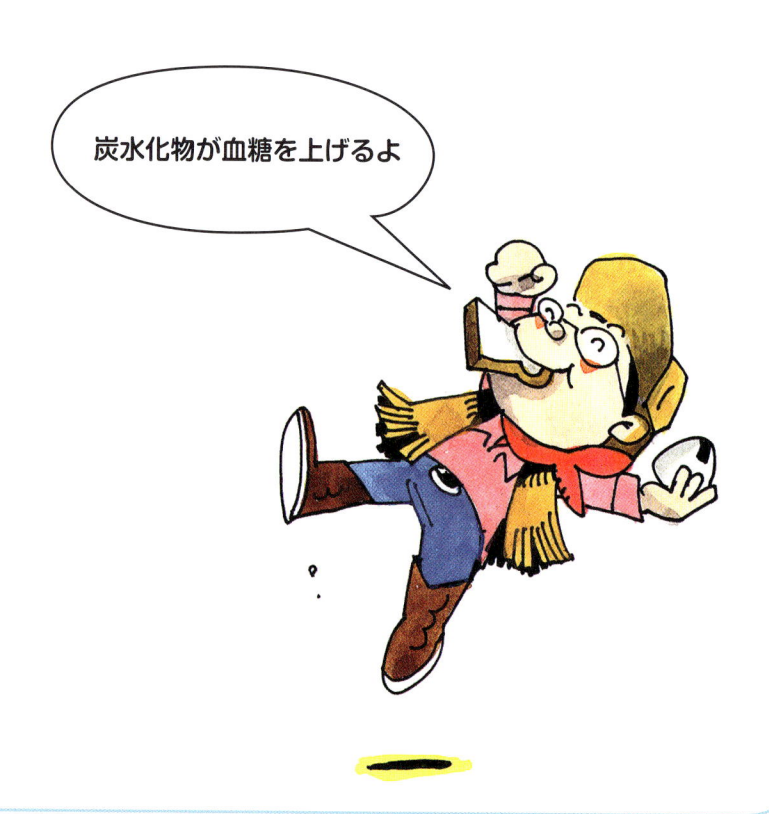

炭水化物が血糖を上げるよ

Q3 どれが炭水化物？

栄養素が血糖に変わる速度と割合

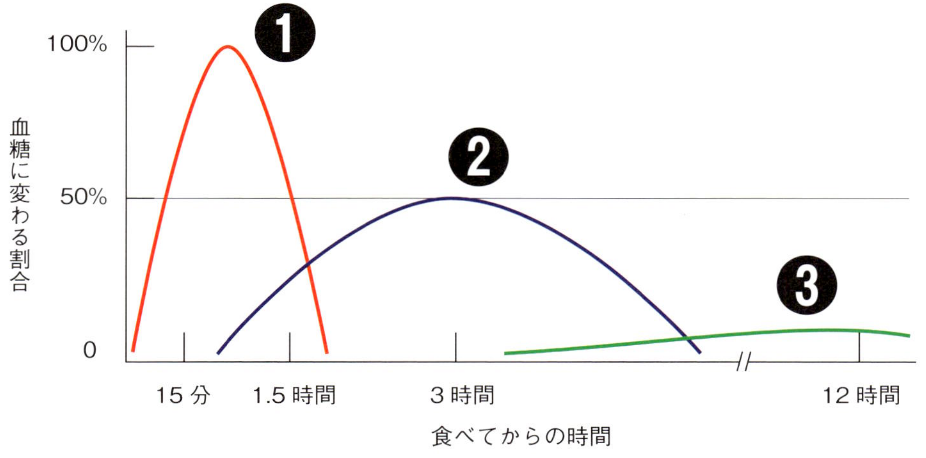

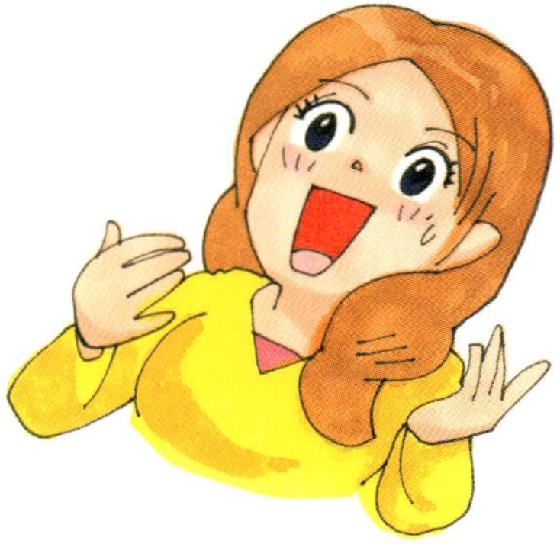

血糖に変わる割合

- 100%
- 50%
- 0

食べてからの時間
- 15分
- 1.5時間
- 3時間
- 12時間

❶ ❷ ❸

(ADA（アメリカ糖尿病協会）原著，池田義雄監訳，糖尿病教室パーフェクトガイド，医歯薬出版，2001) を一部改変

A3 ❶

●解説

❶の炭水化物は胃腸で消化吸収され，その大半は2時間以内に血糖となります．❷のたんぱく質はこれまで半分ぐらいが血糖に変換されると考えられてきましたが，とる量や糖尿病のタイプにより異なるようです．1型糖尿病の人の場合，一般的な量のたんぱく質摂取では，血糖への影響はほとんどないと考えてよいでしょう．いつもより多く食べた場合には，ゆっくりと大きな上昇を示すことが多いようです．2型糖尿病では，たんぱく質の摂取でインスリン分泌が刺激されるので血糖はあまり上昇しません．❸の脂質は血糖ピークを遅らせます．つまり，中華料理など脂肪分の多い食事では，翌日の朝食前の血糖値が上昇していることが多いわけです．

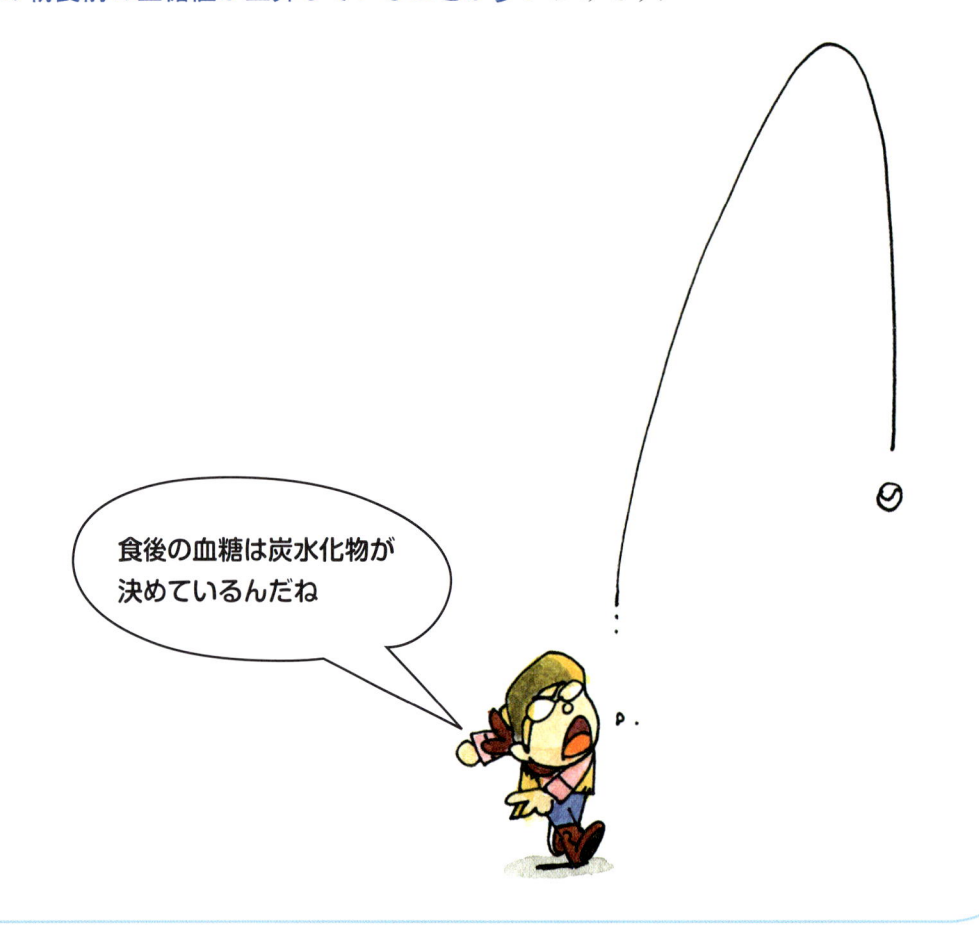

食後の血糖は炭水化物が決めているんだね

Q4 「あんぱん」と「フライドチキン」、どちらが血糖を上げるでしょうか？

1. あんぱん
2. フライドチキン
3. どちらも同じくらい
4. まだ研究中

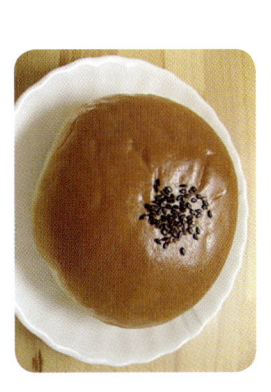

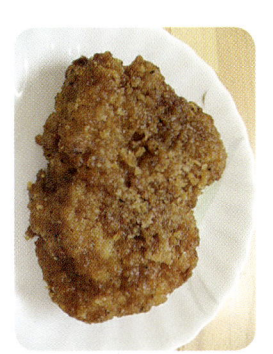

A4 ❶ あんぱん

●解説

　どちらもエネルギー量はそれほど変わりません．しかし，その後の血糖が上がる様子がまるで違います．2時間後の血糖値では大きく差がつきました．そう，あんぱんには「炭水化物（カーボ）」が圧倒的に多く含まれているのです．

あんぱん	
エネルギー	280 kcal
たんぱく質	7.4 g
脂質	5.9 g
炭水化物	49.2 g

フライドチキン	
エネルギー	250 kcal
たんぱく質	10.4 g
脂質	17.7 g
炭水化物	9.3 g

〈食べた後の血糖上昇の様子〉

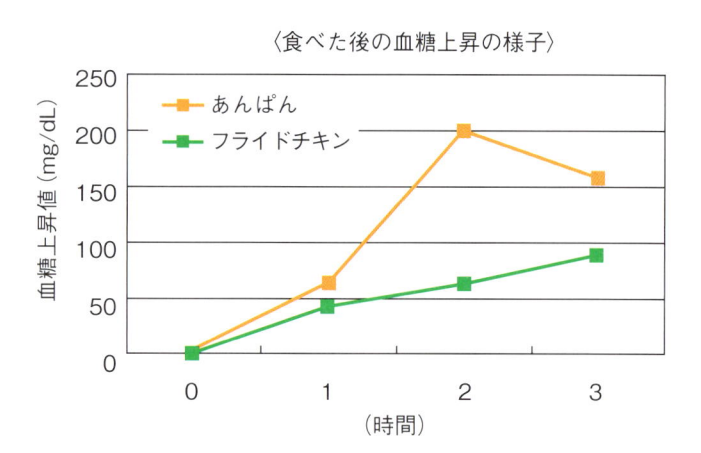

自分でも実験してみよう！

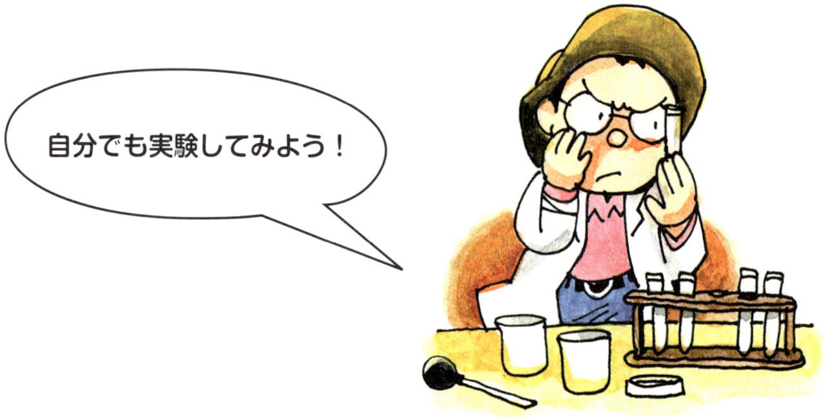

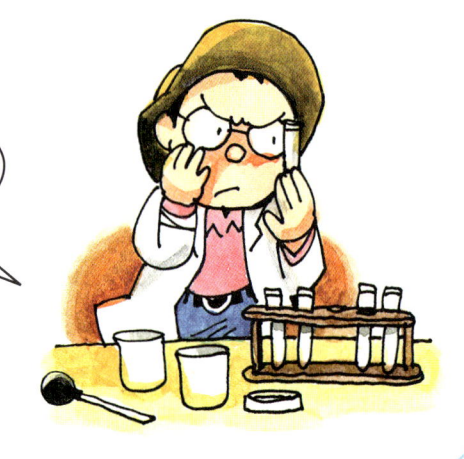

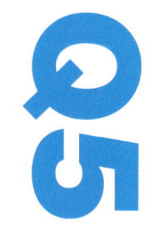

Q5 炭水化物を含む食べ物は？

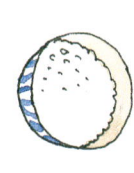

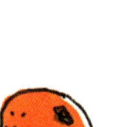

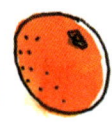

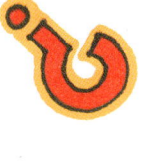

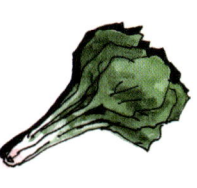

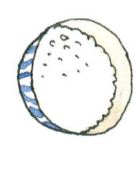

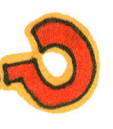

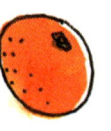

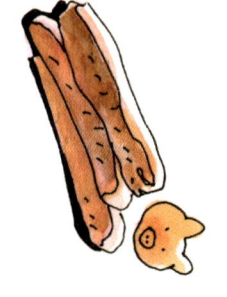

① ごはん
② みかん
③ 豚肉
④ 牛乳
⑤ ピーナッツ
⑥ ほうれん草

A5 ❶ ごはん，❷ みかん，❹ 牛乳

●解説

　ごはん（でんぷん由来）と果物（果糖由来），牛乳・ヨーグルト（乳糖由来）が炭水化物を含んでいる食品です．チーズは乳製品ですが，炭水化物としてはカウントしません．魚介，肉，卵，大豆製品も炭水化物としてはカウントしません．ピーナッツは14粒で80 kcalありますが，炭水化物としてはカウントしません．ほうれん草には鉄分がたくさん含まれていますが，炭水化物としてはカウントしません．カロリー（エネルギー量）や栄養素が多いから，必ずしも炭水化物を多く含んでいるわけではありませんね．

> ごはんと果物・牛乳・ヨーグルトはカウントするんだね

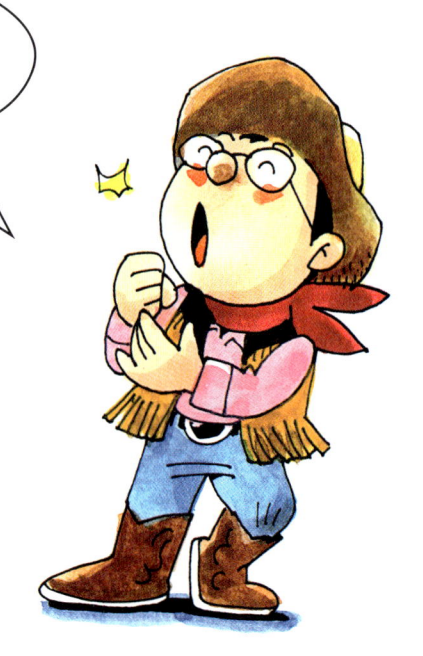

Q6

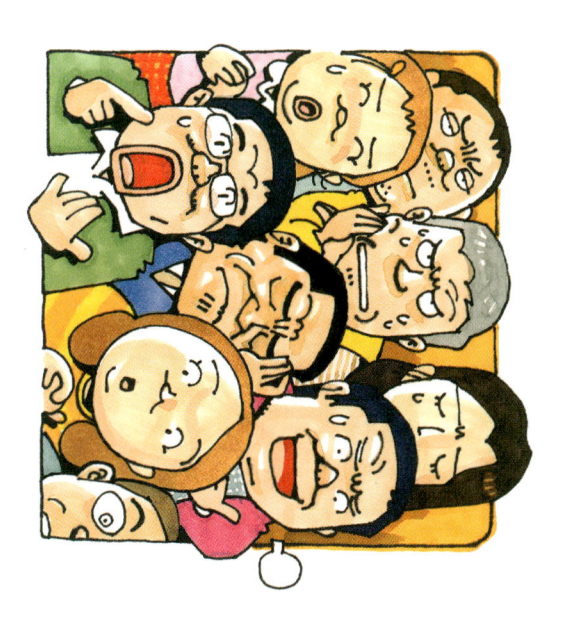

「食品交換表」の中で炭水化物を含むのはどれ？

- ❶ 表1
- ❷ 表2
- ❸ 表3
- ❹ 表4
- ❺ 表5
- ❻ 表6

A6 ❶表1,❷表2,❹表4

●解説

　「食品交換表」でいうと，表1（でんぷん由来）と表2（果糖由来），表4（乳糖由来）を炭水化物としてカウントします．魚介，肉，卵，チーズ，大豆製品（表3），油脂・多脂性食品（表5），野菜・海藻・きのこ・こんにゃく（表6）はカウントしません．調味料の一部（砂糖，はちみつ，みりんなど）はカウントしますが，マーガリン・バター・マヨネーズなどの調味料はカウントしません．食品交換表を使いなれている人は「表1，表2，表4はカウントする」と覚えておくといいですね．

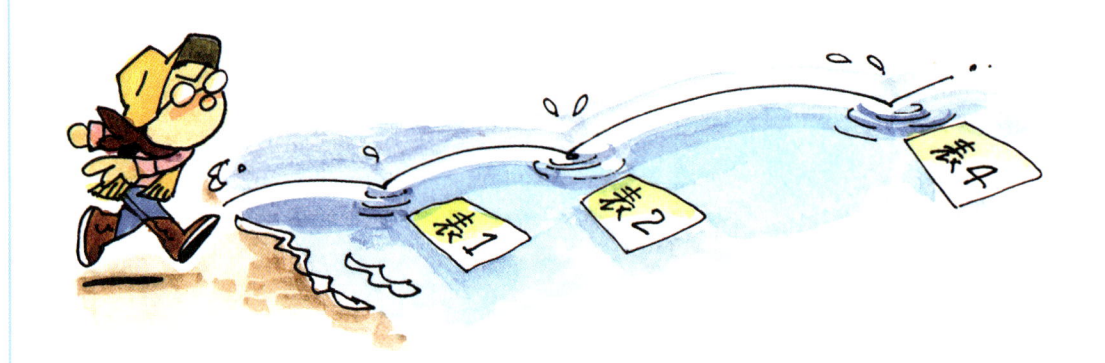

> 表1，表2，そして表4をカウントしよう！

Q7

1カーボ＝炭水化物15gとすると、75gのブドウ糖は何カーボになる？

① 5カーボ
② 15カーボ
③ 75カーボ

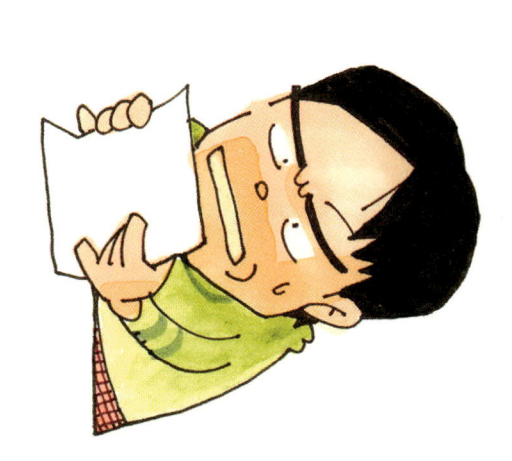

A7　❶ 5カーボ

●解説

　糖尿病の判定に 75 g ブドウ糖負荷試験が用いられます．2 時間後の血糖が 200 mg/dL 以上だと糖尿病型，140 ～ 199 mg/dL だと境界型，140 mg/dL 未満だと正常型と判定されます．75 g のブドウ糖は炭水化物 75 g になります．つまり，75 g ÷ 15 g ＝ 5 カーボになります．75 g ブドウ糖負荷試験を受けたことのある人は，その結果を参考にしてみてください．まんじゅう 2 個分，あるいはおはぎ 1 個分（150 g）と同じ炭水化物の量になります．お彼岸でおはぎを食べたときに血糖が上がるのもわかりますね．

75 g ブドウ糖は 5 カーボだよ！
75 g ÷ 15 g ＝ 5 カーボだね

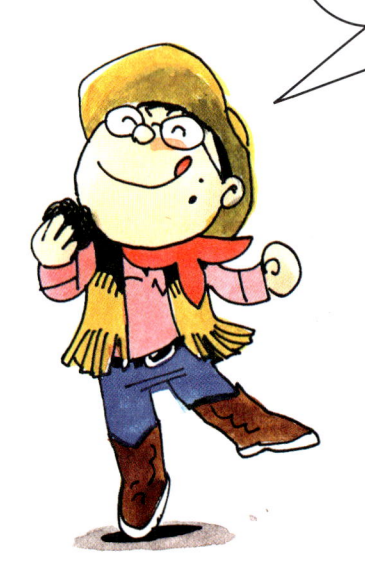

Q8 日本人が一番食べている炭水化物は？

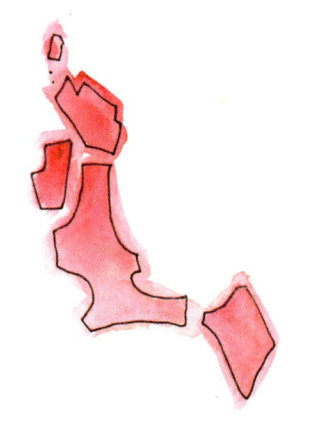

1. 米
2. 小麦粉
3. 果物
4. 菓子
5. いも

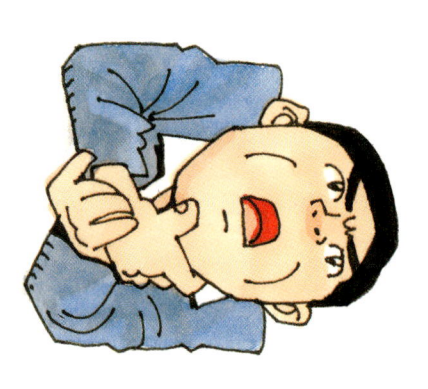

A8 ❶米

●解説

　米を食べなくなったとはいえ,いまでも日本人の炭水化物源の半分(48.3%)が米.最近では米からつくるホームベーカリーも流行していますね.次に食べているのが,パンやめん類などの原料となる小麦(13.8%).さらに,果実(6.2%),菓子(5.1%),調味料(4.1%),いも(3.8%),乳製品(3.0%),嗜好飲料(2.6%),砂糖(2.6%)と続きます(平成19年国民健康・栄養調査より).

　炭水化物は必ずとらなければいけませんが,とり過ぎると,血液のドロドロの原因でもある中性脂肪が増加するといわれています(Mensink RP, 1992).女性では,おかわりをするなどごはんを食べ過ぎる(1日に4杯で560 g,平均の1.81倍)と糖尿病になりやすいともいわれています(Nanri A, 2010).まずはごはんについて知ることが大切ですね.

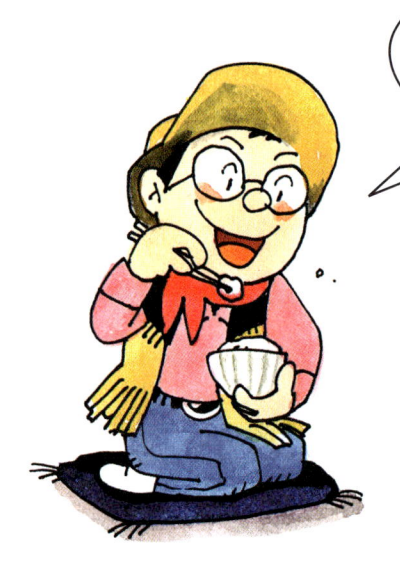

　まずはごはんを知ることが大切！

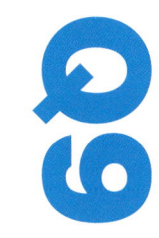

Q9 日本人の1日当たり平均炭水化物摂取量は？

① 30 g
② 150 g
③ 200 g
④ 240 g
⑤ 300 g

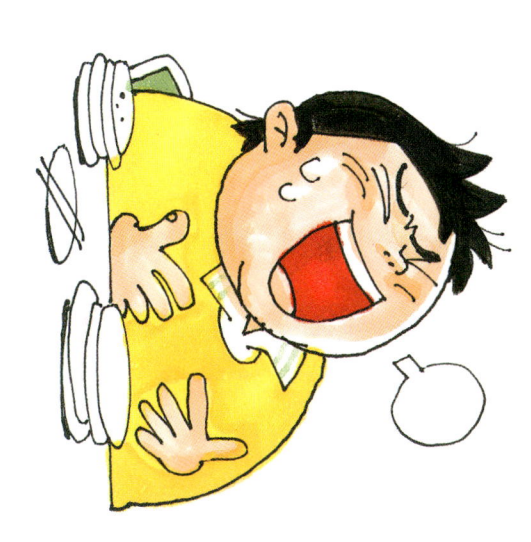

A9 ❹ 240 g（女性），❺ 300 g（男性）

●解説

　国民健康・栄養調査（平成18年）によると，男性の平均炭水化物摂取量は290±94 gです．30・40代の男性が296±92 g，50・60代の男性が301±90 g，70歳以上の男性が289±86 gの炭水化物をとっています．それに対し，女性の平均炭水化物摂取量は241±72 gです．30・40代の女性が236±68 g，50・60代の女性が255±74 g，70代以上の女性が245±72 gになります．しかし，100 gとっていない人もいます（男性の0.8％，女性の1.4％）．炭水化物を減らし過ぎるのは禁物です．ADAは，少なくとも130 g，日本の食事摂取基準では少なくとも100 gの炭水化物を毎日とるように推奨しています．

※注：炭水化物150 g/日の目安は，米飯で朝昼夕に1食120 g以上とるようにします．

自分のごはんの量をチェック！

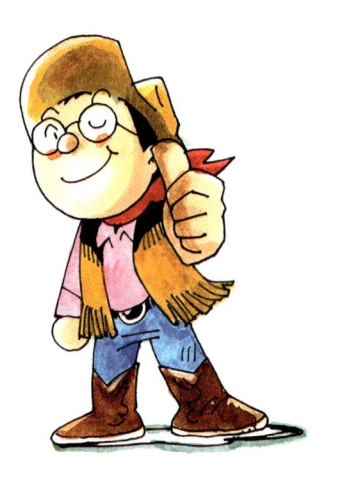

Q10 1,600 kcal を指示されている人の1日当たりの炭水化物摂取量は？

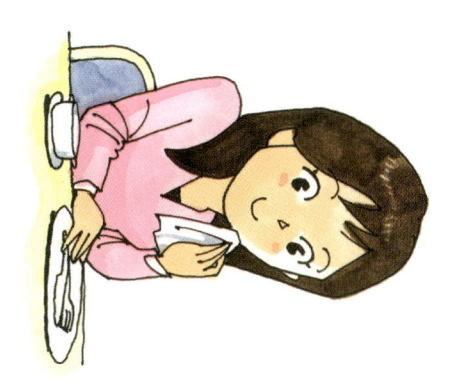

1. 100 g 未満
2. 100 ～ 130 g
3. 200 ～ 240 g
4. 300 ～ 350 g

A10　❸ 200〜240 g

●解説

　一般的に望ましいとされる 50〜60％のエネルギーを炭水化物でとると考えると，1,600 kcal × 50〜60％ = 800〜960 kcal を炭水化物でとればよい計算になります．炭水化物 1 g = 4 kcal なので，800〜960 kcal ÷ 4 kcal = 200〜240 g となります．炭水化物を食べ過ぎている人や炭水化物が好きな人は，まずは炭水化物が 240 g 未満，エネルギー割合で 60％ 未満になるのを目指しましょう．逆に，減らし過ぎている人は炭水化物をとるようにしましょう．

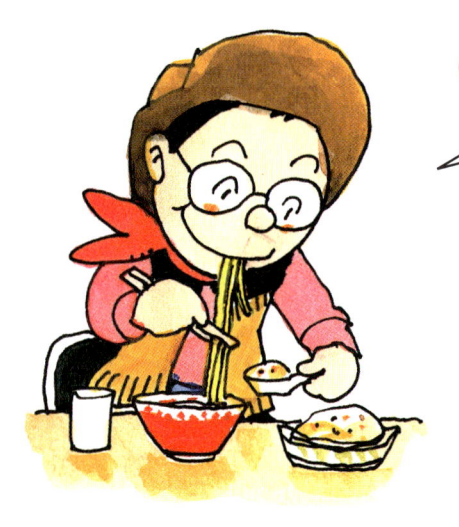

Q11

身長165cm、体重65kg、腎臓の合併症はなし、1,600 kcalの人は夕食にどのくらいのたんぱく質をとったらいいの？

① 豚肉薄切り3枚（60g）
② 卵1個（50g）
③ 豆腐（もめん 1/3丁、100g）

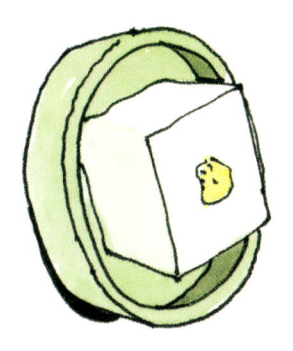

A11

❶ 豚肉薄切り3枚
＋❷ 卵1個
　または
❶ 豚肉薄切り3枚
＋❸ 豆腐

●解説

　たんぱく質の摂取量の目安は1日当たり1.0〜1.2 g/標準体重 kg（1日約50〜80 g）になります（標準体重＝身長 m×身長 m×22）．身長が165 cmの人は標準体重が1.65 m×1.65 m×22＝60 kgですので，たんぱく質の摂取量は60〜72 gになります．朝・昼・夕食の3食で均等に割ると，1食当たりのたんぱく質は20〜24 g．豚肉薄切りなら3枚と，豆腐なら1/3丁（もめん，100 g）になります．卵1個（50 g）で，たんぱく質は6 g程度です．腎臓が悪くなったサイン（微量アルブミン尿，尿蛋白陽性，血清クレアチニン上昇など）が出たら，たんぱく質を制限することで腎機能の悪化を防ぐことができます．

＜参考値＞	たんぱく質
豚肉薄切り3枚（60 g）	13.9 g
豆腐（もめん1/3丁，100 g）	7.3 g
ごはん（100 g）	2.5 g
合計	23.7 g

たんぱく質制限で腎臓を守ろうね

Q12 脂肪は血糖にどんな影響を及ぼすの？

1. すぐに血糖になる
2. 胃が空になるのを遅らせる
3. 血糖上昇を遅らせる

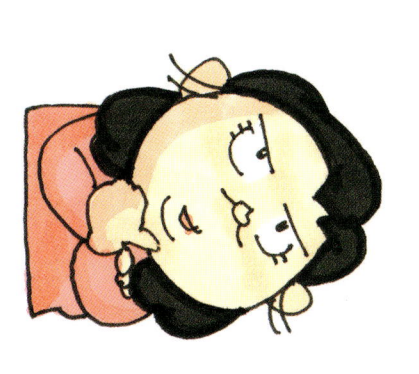

A12 ❷ 胃が空になるのを遅らせる，❸ 血糖上昇を遅らせる

● 解説

　脂肪は，吸収されて血糖に変わるまで少し時間がかかります．脂肪は血糖を上げるというよりも，血糖の上昇を遅らせると考えたほうがよいかもしれません．これは，胃が空になるのが遅れるからです．普通の食事なら，食後血糖のピークは1〜2時間後になりますが，脂肪の多い食事をとると数時間後になる場合があります．脂肪1g＝9kcalと高カロリーなので，とりすぎると体脂肪の増加につながります．また，アルコールと一緒に脂肪分の多い食事をとると，とった脂肪は体脂肪として蓄積されやすくなることがわかっています．

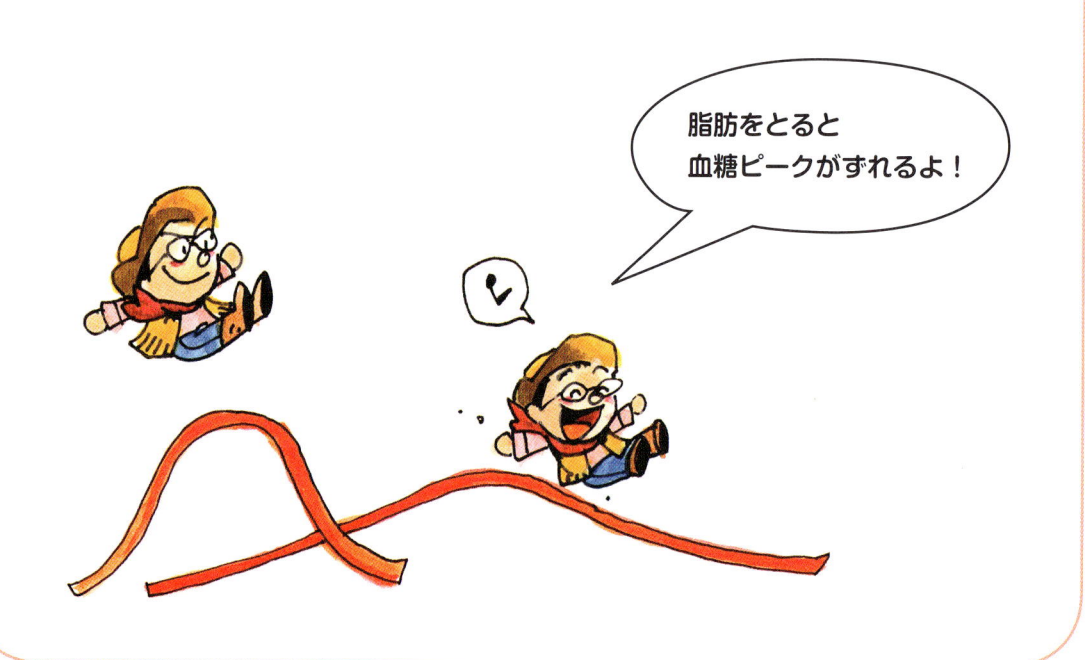

脂肪をとると血糖ピークがずれるよ！

Q13 ごはん（茶碗1杯強, 200g）は何カーボ？

＊1カーボ＝炭水化物15g

❶ 1カーボ（炭水化物15g）
❷ 2カーボ（炭水化物30g）
❸ 3カーボ（炭水化物45g）
❹ 4カーボ（炭水化物60g）
❺ 5カーボ（炭水化物75g）

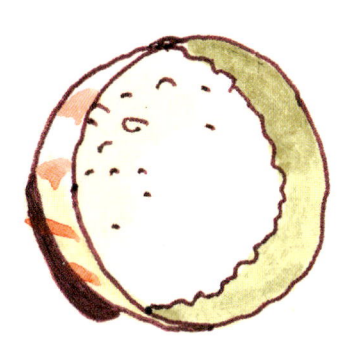

A13 ❺ 5カーボ（炭水化物75g）

●解説

　日本人の主食は，やっぱり「ごはん」．日本人女性での食後血糖の寄与率でもごはん（58.5％）は菓子類（10.6％），果物（6.7％）を抑えて，堂々の第一位です（Murakami T, 2006）．皆さんは何gのごはんを食べていますか．ごはんの目安（重さ）と炭水化物の量の関係を覚えておくと便利ですね．茶碗半分（80g）＝2カーボ，茶碗8分目（120g）＝3カーボ，茶碗1杯（160g）＝4カーボ，茶碗1杯強（200g）＝5カーボになります．男性は毎食4～5カーボ，女性は毎食3～4カーボと覚えておくと便利ですね．普段食べているごはんの量がわからない人は，一度キッチンスケールを使ってはかってみましょう！

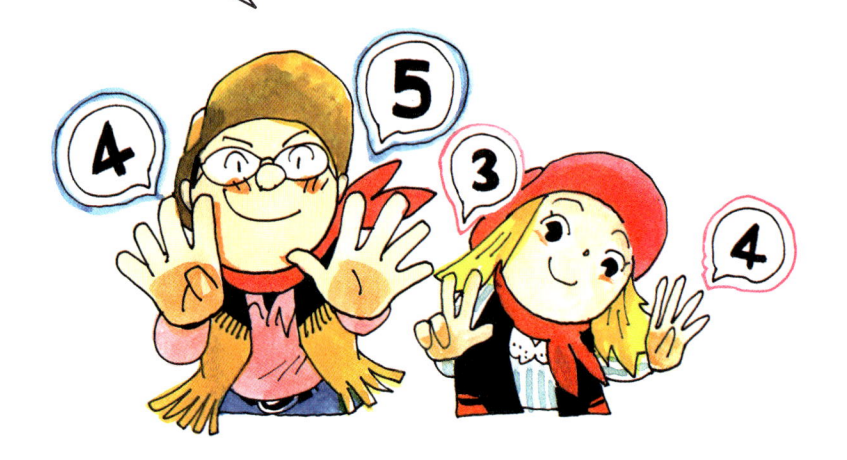

> 男性は毎食4～5カーボ
> 女性は毎食3～4カーボ

Q14 食パン（6枚切り1枚）は何カーボ？

＊1カーボ＝炭水化物15g

1. 1カーボ（炭水化物15g）
2. 2カーボ（炭水化物30g）
3. 3カーボ（炭水化物45g）
4. 4カーボ（炭水化物60g）
5. 5カーボ（炭水化物75g）

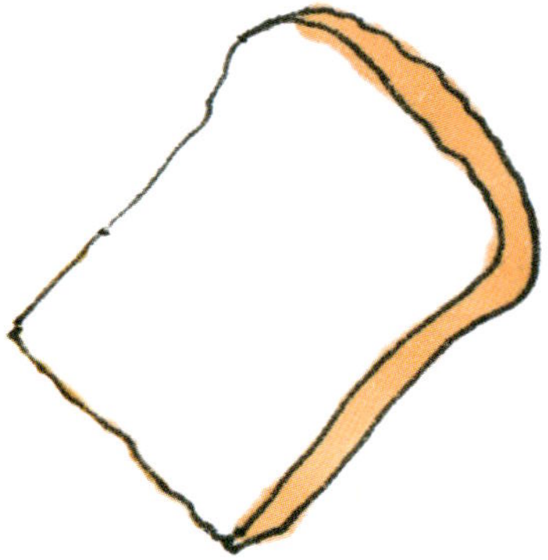

A14 ❷ 2カーボ（炭水化物 30 g）

●解説

　皆さん，朝食にはごはんを食べますか？　それともパンを食べますか？ 食パン（6枚切り1枚）は2カーボ（炭水化物30 g）になります．食パンの厚さによっても，炭水化物の量も異なりますね．食パン（4枚切り）なら1枚当たりの炭水化物量は42 g，食パン（5枚切り）なら33 g，食パン（8枚切り）なら21 gになります．関西は5枚切り，関東は6枚切りが主流．5枚切りを6枚切りにすると，体重や血糖が改善される人がいます．また，カレーパンの名称は「油菓子」または「ドーナツ」．パンというよりも油で揚げた菓子なのかもしれません．

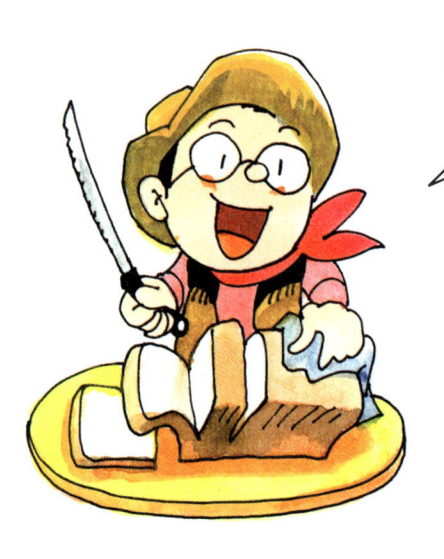

> 食パンは切り方で
> カーボ量が変わるよ

Q15 うどん1玉（ゆで、240g）は何カーボ？

＊1カーボ＝炭水化物15g

① 1カーボ（炭水化物15g）
② 2カーボ（炭水化物30g）
③ 3カーボ（炭水化物45g）
④ 4カーボ（炭水化物60g）
⑤ 5カーボ（炭水化物75g）

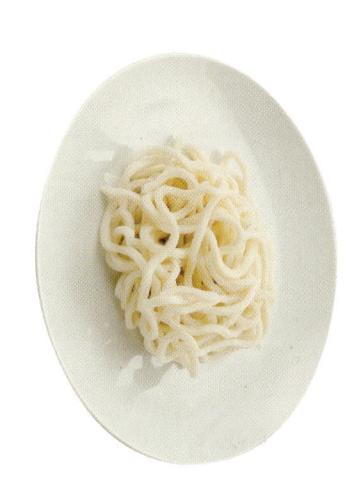

A15 ❸ 3カーボ（炭水化物45 g）

●解説

　うどん1玉（ゆで，240 g）で3カーボになります．ごはん120 gと同じカーボ数ですね．主食を3カーボにしたい人はちょうどよい量になりますね．これに，かやくごはんやいなりずしを加えると炭水化物の重ね食いとなって，炭水化物のとり過ぎになりますね．うどんにはたんぱく質系の食品や野菜などを加えたいですね．そばも1玉（ゆで，180 g）が3カーボになります．血糖上昇指数*（GI：グライセミックスインデックス）が若干低いからと，大盛りにすると血糖が上がり過ぎてしまいます．

＊血糖上昇指数（GI：グライセミックスインデックス）：血糖の上がり方を比較した値

Q16 1食に4カーボとりたいときには、どれを選んだらよい？

＊1カーボ＝炭水化物15g

1. スープはるさめ
2. カップめん
3. 即席中華めん
4. カップ焼きそば

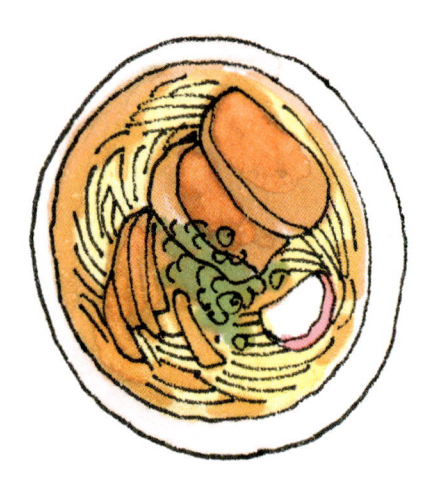

A16 ❷ カップめん，❸ 即席中華めん

●解説

　スープはるさめは1〜2カーボになります．カップ焼きそばは5カーボ以上あります．普通の大きさのカップめんと即席中華めんは4カーボなので，4カーボを指示されている人にはよいのですが，たんぱく質が足りませんので，肉などをトッピングするとよいでしょう．3カーボにしたい場合には，4分の1を残すか，強化インスリン療法（1日4回以上またはインスリンポンプ）をしている人はインスリンを追加する必要があります．

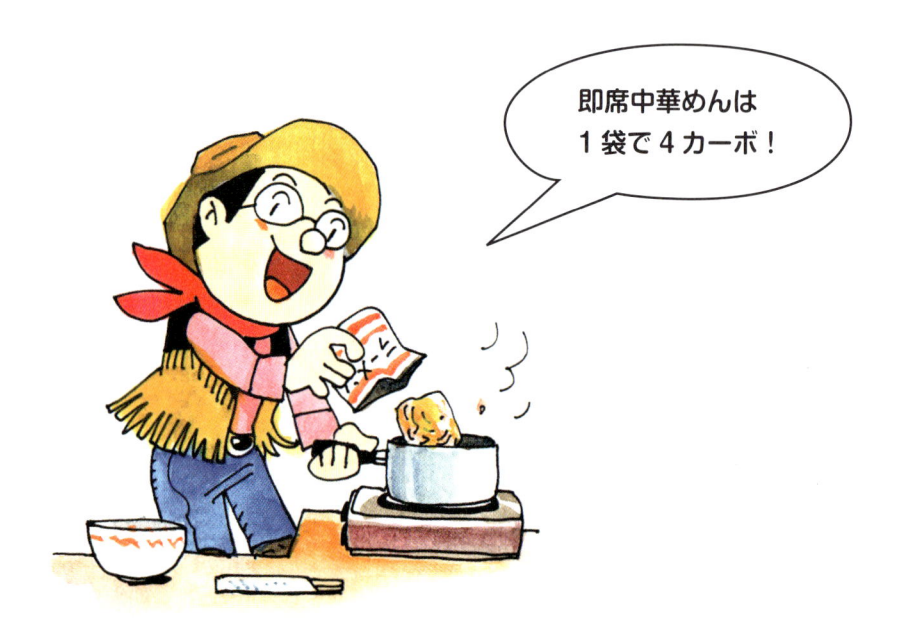

即席中華めんは1袋で4カーボ！

Q17

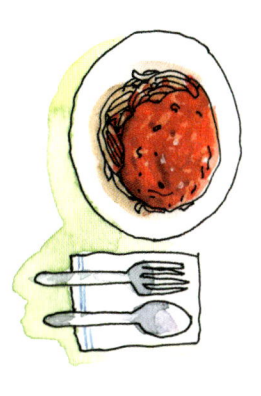

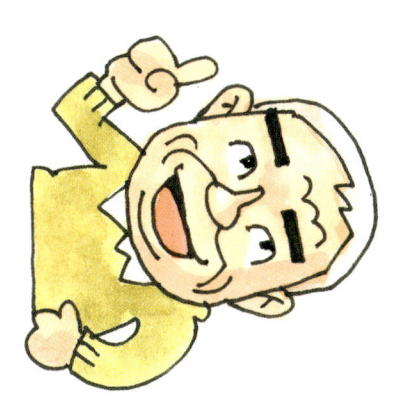

1食に4カーボとりたいときには、スパゲッティ（乾燥）をどのくらいゆでるとよい？

1. 60g
2. 80g
3. 100g
4. 200g

A17　❷ 80 g

●解説

　皆さんは家でスパゲッティをゆでるときにどうしていますか？「1人前はだいたいこのくらいかな？」と思ってゆでる人，パスタメジャーを使ってきちんとはかってゆでる人もいるかと思います．パスタメジャーではかる1人前の量は100 g（5カーボ）のものが多いですね．スパゲッティ（乾燥）の1カーボの目安は20 gです．4カーボをとりたい人は80 gをゆでるといいですね．もちろん，パスタソースにより炭水化物量が異なります．炭水化物の少ないソースなら0カーボ，多いソースなら1カーボプラスするとよいでしょう．

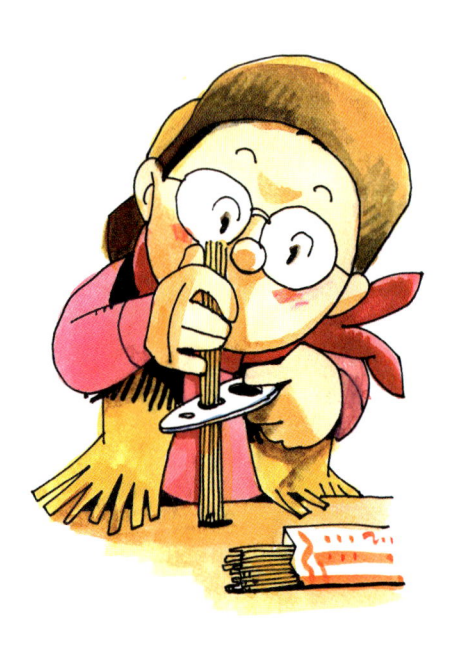

パスタは100 gで5カーボ！

Q18 バナナ（1本，200 g）は何カーボ？

*廃棄量込み
*1カーボ＝炭水化物 15 g

1. 1カーボ（炭水化物 15 g）
2. 2カーボ（炭水化物 30 g）
3. 3カーボ（炭水化物 45 g）
4. 4カーボ（炭水化物 60 g）

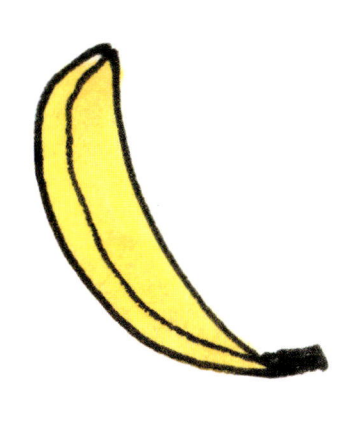

A18 ❷ 2カーボ（炭水化物 30 g）

●解説

　果物は抗酸化ビタミンを含んでいる健康的な食品で，毎日適量をとりたいものですね．朝バナナダイエットをしていた人も多かったですね．バナナは1本で2カーボ（炭水化物 30 g）になります．間食に2カーボ食べたいときはちょうどよい量になりますね．しかし，1カーボ食べたいときには少し量が多いかも．オレンジ1個（260 g）＝グレープフルーツ1/2個（225 g）＝1カーボ．バナナ1本（200 g）＝みかん3個（300 g）＝2カーボになります．よく食べる果物のカーボ数を覚えておくと便利ですね．

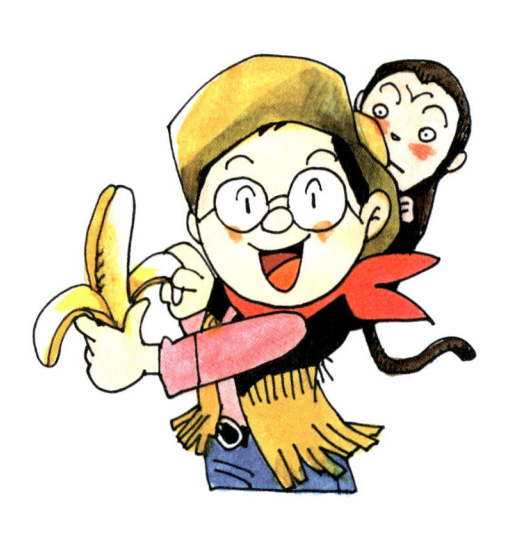

バナナ1本で2カーボ！

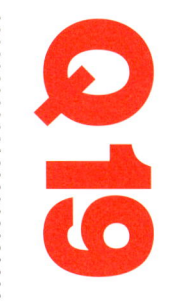

Q19 野菜でカウントするのはどれ？

① トマト
② キャベツ
③ じゃがいも
④ かぼちゃ

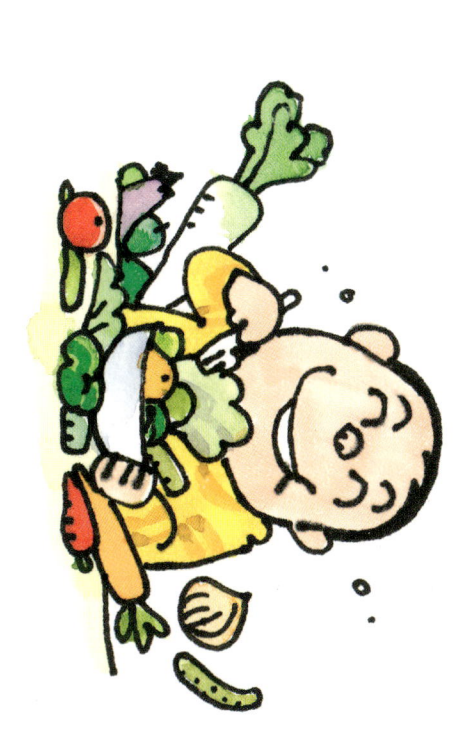

A19 ❸ じゃがいも，❹ かぼちゃ

●解説

　いも，かぼちゃなど糖質の多い野菜はカーボをカウントしますが，キャベツやトマトはカウントしません．キャベツなどの野菜サラダをごはんより先に食べると血糖の上昇が抑えられたり，遅れたりすることが知られています．皆さんはごはんを先に食べていますか，それとも野菜サラダを先に食べていますか？

　ちなみに，男爵いもはでんぷんが多く，こふきいもやコロッケに向いています．メークインはカレーや肉じゃがに向いていますね．

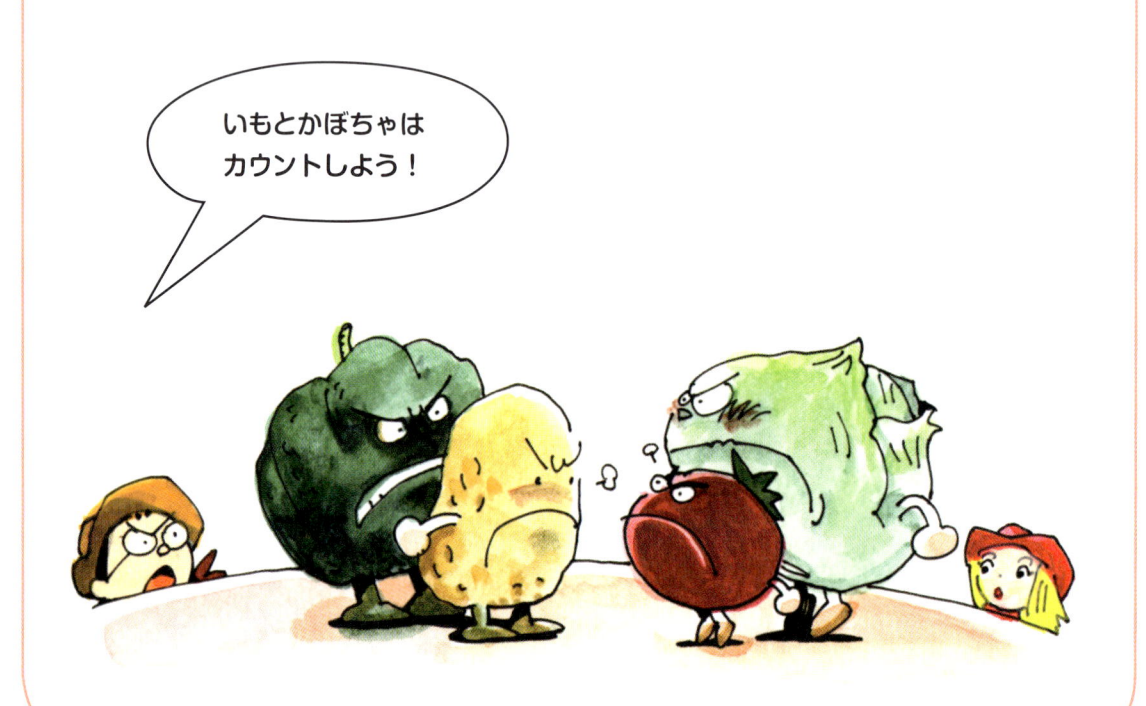

いもとかぼちゃはカウントしよう！

Q20 アルコールのカーボカウント、以下のうちで、カウントするのはどれ？

① ビール
② ノンアルコールビール
③ チューハイ
④ 焼酎水割り
⑤ ハイボール
⑥ ウイスキー水割り
⑦ ワイン

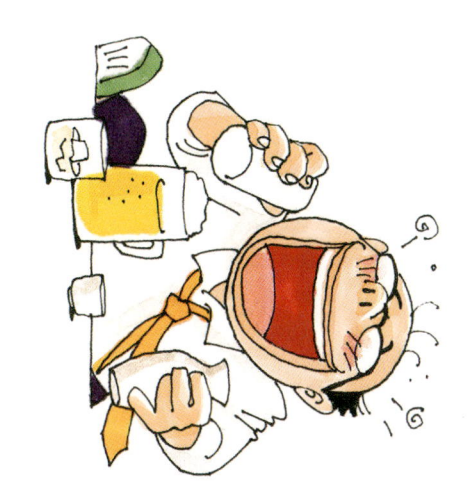

A20
❶ ビール
❷ ノンアルコールビール
❸ チューハイ

●解説

　ビール，ノンアルコールビール，チューハイはカーボカウントしますが，焼酎，ウイスキー，ワインはカウントしません．すべてのアルコール飲料は，アルコールの量をカウントします．

　アルコール依存症の人，肝臓が悪い人，中性脂肪が高い人，合併症のある人は禁酒です．それ以外の人は，健康な人と同様で適量を守りましょう．適量は1日にアルコール25gまで．ビールなら500 mL，焼酎なら0.6合，ウイスキーならダブル1杯，ワインならグラス2杯まで．2型糖尿病ではビールに比べ，焼酎にしたほうが血糖は上昇しにくい（Hosaka S, 2008）のですが，焼酎にしたからといってたくさん飲んでいいわけではありません．さらに，アルコールと一緒に脂肪分の多い食事をとると内臓脂肪の増加を招きます．1型糖尿病の人では飲み過ぎると，翌日に低血糖になる場合があるので注意が必要です．

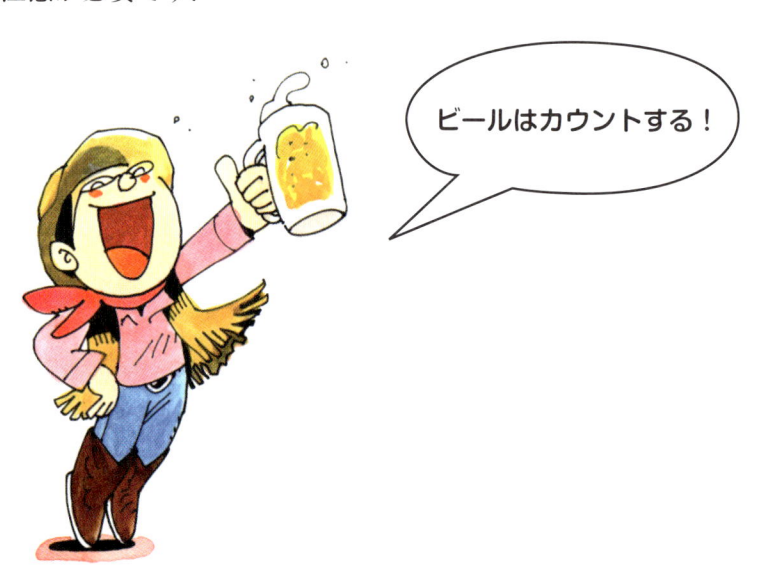

ビールはカウントする！

Q21

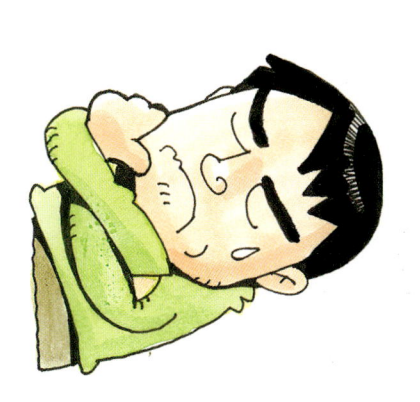

低血糖で、あんぱん1個と角砂糖3個をとったら、高血糖になりました。低血糖後に高血糖にならないために、炭水化物をどのくらいとればよい？

- ❶ 5g
- ❷ 15g
- ❸ 30g
- ❹ 45g
- ❺ わからない

A21　❷ 15 g

●解説

　冷汗や動悸などの低血糖の症状が出てびっくりし，近くにある食品を食べ過ぎて「低血糖後に高血糖」になる人がいます．ちょうどよい量の炭水化物をとることで，高血糖になることを防げます．その量は炭水化物 15 g ＝ 1 カーボです．ごはんなら茶碗 1/4 杯（40 g），砂糖なら 15 g，オレンジジュースならコップ 1 杯，ビスケットなら 3 枚などが目安になります．ちなみに，低血糖の症状は「腹が減り，冷汗が出て，ふるえがきて，へんにドキドキ，放置しておくと意識がなくなる」（低血糖のはひふへほ）と覚えておくと便利ですね．

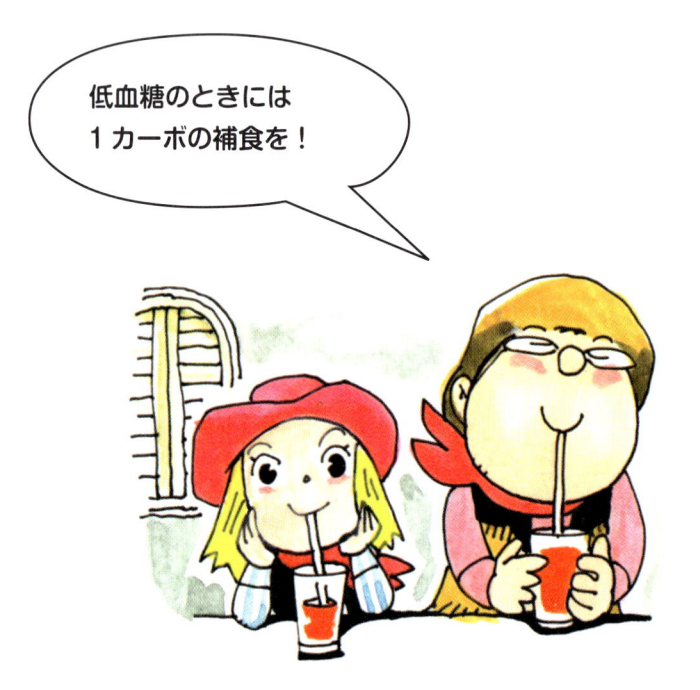

> 低血糖のときには
> 1 カーボの補食を！

Q22 「15/15ルール」とは何でしょうか？

1. ケンカは15人対15人で、という掟
2. 低血糖時の補食の法則
3. コンピューターの仕組み

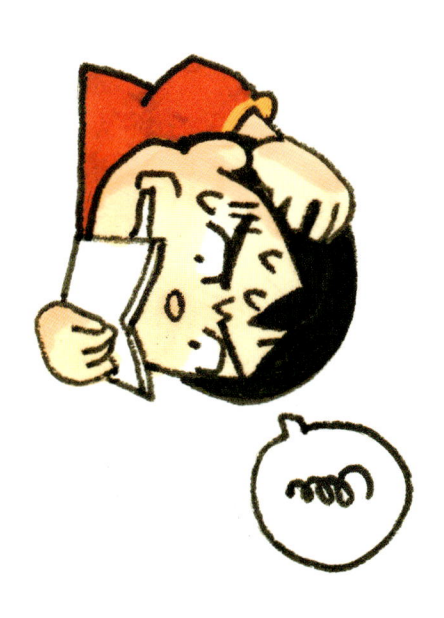

A22　❷ 低血糖時の補食の法則

●解説

　低血糖（70 mg/dL 以下）が起きたときにブドウ糖や砂糖があれば 10g もしくは 15 g で対応することができますね．15 g のブドウ糖（またはそれに代わる炭水化物）をとって 15 分たっても低血糖が改善しないようなら，さらに 15 g とります．これが「15/15 ルール」です．血糖値が正常範囲に入るまでこれを繰り返します．ちゃんと補食して血糖値が戻ったのに低血糖の症状が改善されないときがあります．それはアドレナリンなど血糖を上昇させるホルモンによる症状です．血糖値で確認することが大切です．

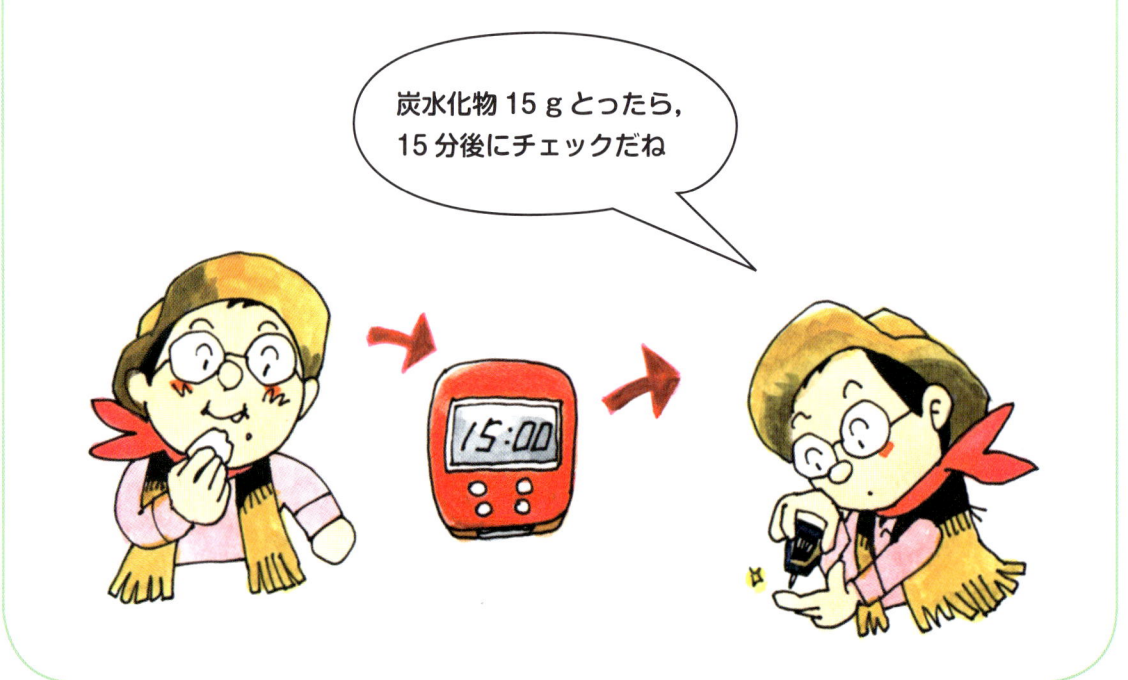

炭水化物 15 g とったら，15 分後にチェックだね

Q23

夜間の低血糖で、悪い夢を見たり、朝起きたら汗びっしょりになっているときがあります。予防するためにおすすめな補食はどれ？

1. 牛乳
2. ブドウ糖
3. チーズ
4. ステーキ

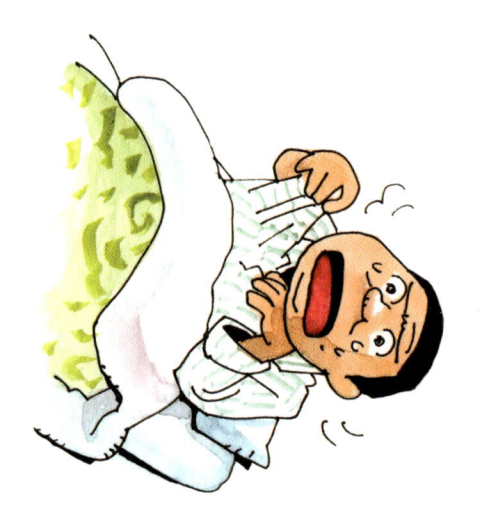

A23　❶ 牛乳，❷ ブドウ糖

●解説

　寝る前や夕方にインスリンの注射をしている人などでは，夜間に低血糖が起きる場合があります．寝ている途中に低血糖で目が覚めたり，悪い夢を見たり，朝起きたら汗をかいてびっしょりなんてこともあります．そういった場合には，寝る前の血糖に合わせて補食をしてみるとよいかもしれません．ただし，補食の量が多いと翌日の朝に高血糖に．「就寝前の血糖値が 126 mg/dL 以下なら補食をする，126〜179 mg/dL なら少なめに補食，180 mg/dL 以上ならしない」など自分のルールを決めて調節するとよいでしょう．うまくいかない場合には主治医の先生やコメディカルスタッフに相談をしてみましょう．

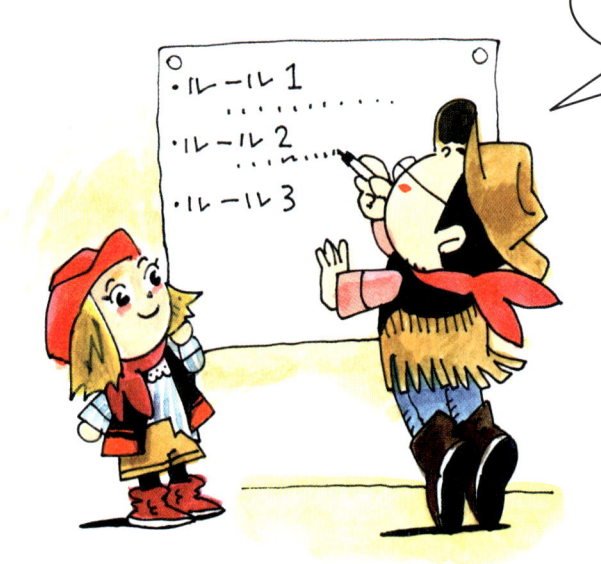

自分なりの補食のルールを！

Q24

小腹が空いて、1カーボの間食をしたいとき、次のどれがよい？

① どら焼き（1個、60 g）
② たい焼き（1個、85 g）
③ 大福（1個、100 g）
④ せんべい（2枚、20 g）
⑤ オレンジ（1個、260 g）
⑥ ヨーグルト（1個、100 g）

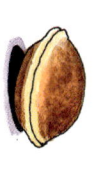

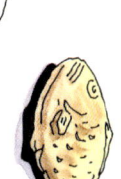

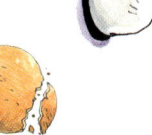

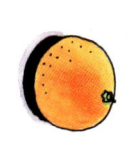

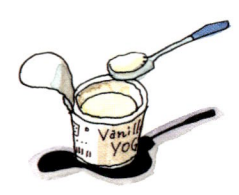

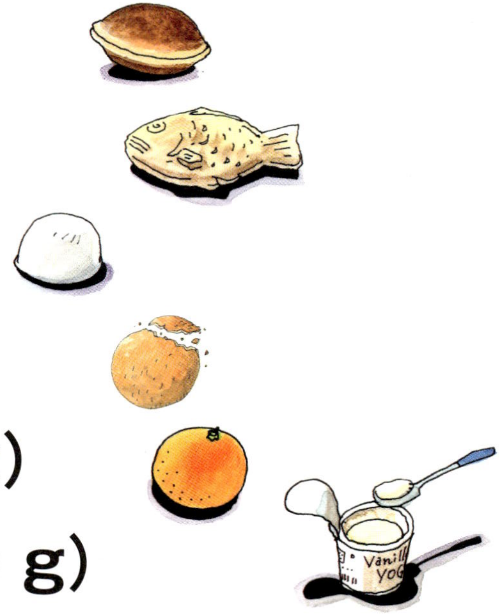

A24

❹ せんべい（2枚，20 g），
❺ オレンジ（1個，260 g），
❻ ヨーグルト
　（1個，100 g）

●解説

　せんべい2枚で1カーボになります．ただし，2枚が3枚，3枚が4枚……とだんだん増えて，4枚で「しまい」にはならないかもしれません．どら焼きは2カーボ，たい焼きは3カーボ，大福は4カーボになります．1カーボの間食にはかなり多いですね．オレンジ1個で1カーボ，ヨーグルトも1カーボになります．食べ過ぎにならない間食を見つけておくといいですね．

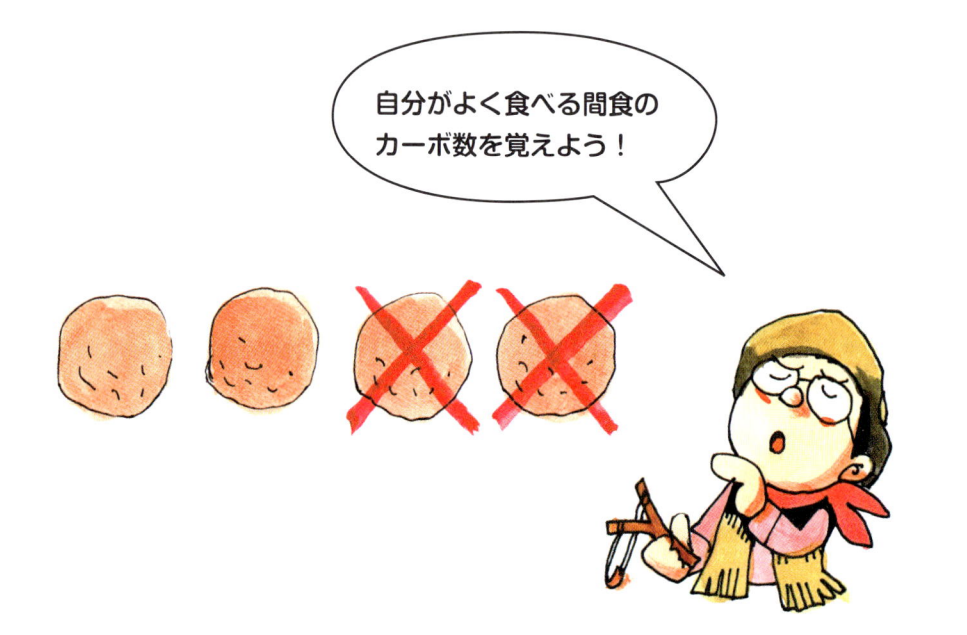

> 自分がよく食べる間食のカーボ数を覚えよう！

Q25

強化インスリン療法をしている人が、サッカーや野球などの運動前に血糖が100 mg/dL未満だったら、とるべき炭水化物の目安は？

① 1カーボ
② 2カーボ
③ 3カーボ
④ 4カーボ
⑤ 何もとらなくてよい

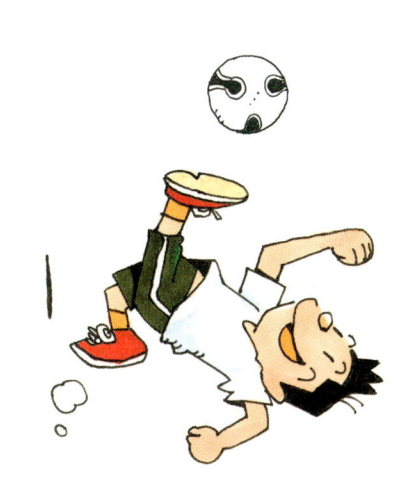

A25

❶ 1カーボ
または
❷ 2カーボ

●解説

運動中の低血糖を予防するために炭水化物をとっておくことは大切です．血糖が 100 mg/dL 未満であれば，まずはビスケット 3 枚などの 1 カーボの炭水化物をとりましょう．インスリンポンプを使用している人は一時的に基礎インスリン量を減らすこともできます．30 分以内の運動であれば，インスリンの調整はおそらく不要でしょう．運動が長時間になるようでしたら，1 ～ 2 カーボの炭水化物を 30 ～ 60 分ごとに補給するとよいでしょう．

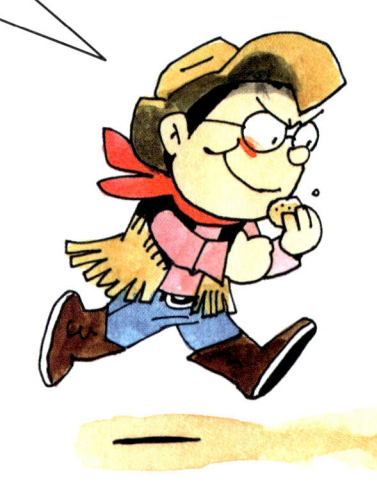

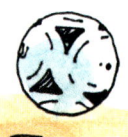

Q26 夜の食事が遅いので、夕方に2カーボの間食をしたいときにとるとよいのは？

＊1カーボ＝炭水化物15g

① コンビニおにぎり（1個、100g）
② ロールパン（1個、30g）
③ あんぱん（1個、100g）
④ コンビニのサンドイッチ
⑤ 牛丼（並盛、ごはん260g）

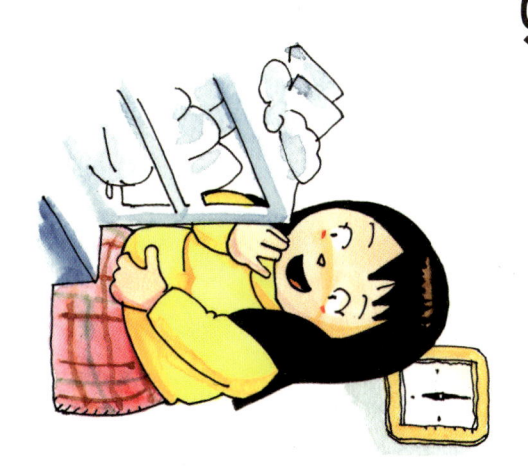

A26

❶ コンビニおにぎり（1個, 100 g）
または
❹ コンビニのサンドイッチ

●解説

　ごはん80 g＝2カーボなので，コンビニおにぎりは2～3カーボになります．コンビニのサンドイッチも2～3カーボです．ロールパン1個では1カーボしかありません．家に帰るまでにお腹が空いてしまうかも．あんぱんは3カーボ，牛丼は7カーボもあり，血糖が上がり過ぎるかもしれませんね．インスリンで治療している人で夜の食事が遅いときには，低血糖を起こす場合があります．自分好みの2カーボの間食を見つけておきましょう．

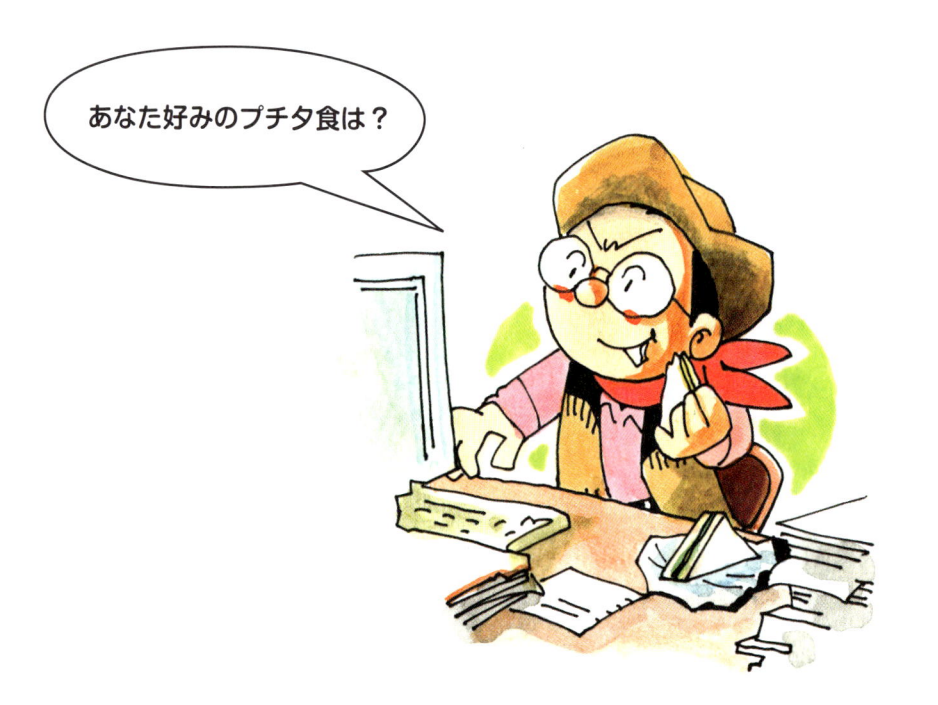

あなた好みのプチ夕食は？

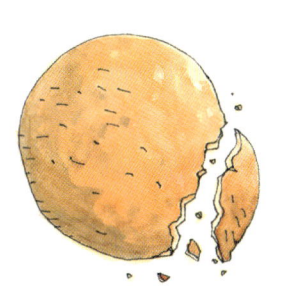

栄養成分表示を読み解きましょう！ その1

Q27

以下の「しょうゆせんべい」を2枚食べると、炭水化物はどのくらい(g)含まれていますか？
一番近いのはどれ？

❶ 15 g　❸ 30 g
❷ 20 g　❹ 90 g

【しょうゆせんべい】
栄養成分表示
1袋 (2枚, 20 g)
エネルギー　90 kcal
たんぱく質　1.4 g
脂質　2.2 g
炭水化物　15.8 g
ナトリウム　110 mg

83

A27　❶ 15 g

●解説

　糖尿病の人はせんべいやおかきをよく食べています．医師や栄養士さんから「甘いものはやめなさい」と指導されているため，「甘くないから大丈夫」とせんべいやおかきを食べているのかもしれません．しかし，このせんべいの栄養成分表示を見ると，2枚を食べると炭水化物は 15.8 g になります．答え❶ 15 g がもっとも近いですね．ざらめがつくとさらに炭水化物の量が増えてしまいます．食品の栄養成分表示をチェックしてみましょう．

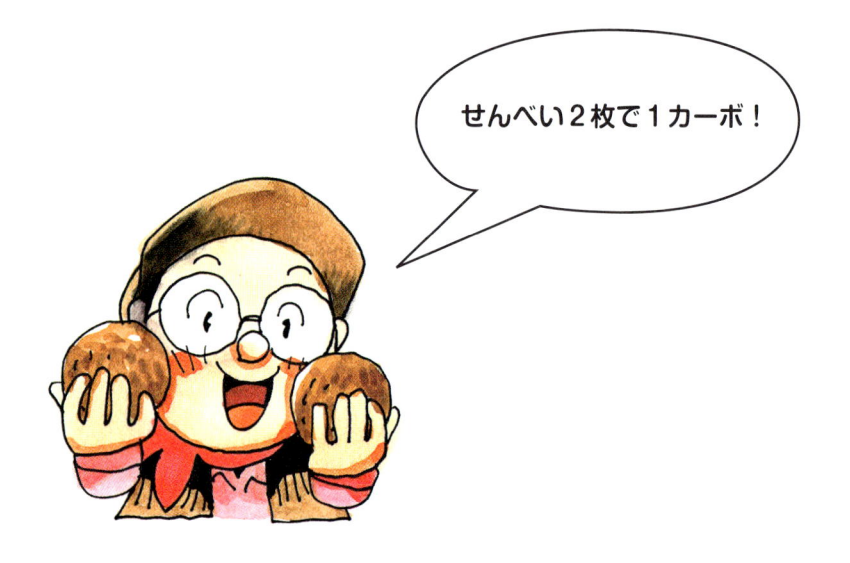

せんべい2枚で1カーボ！

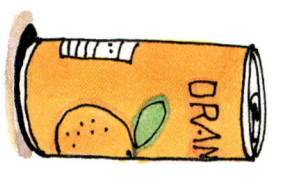

Q28 栄養成分表示を読み解きましょう！ その2

以下の「オレンジジュース」を1缶350 mL飲むと、炭水化物はどのくらい(g)含まれていますか？一番近いのはどれ？

[オレンジジュース]
栄養成分表示
100 mL 当たり
エネルギー　42 kcal
たんぱく質　0 g
脂質　　　　0 g
糖質　　　　10 g
食物繊維　　0.3 g
ナトリウム　12 mg

❶ 10 g　　❸ 42 g
❷ 35 g　　❹ 147 g

A28 ❷ 35 g

●解説

　食品の栄養成分表示は100 mL当たりで表示されているものも多いですね．このオレンジジュースも100 mL当たりの炭水化物（＝糖質）量は10 gなのですが，1缶350 mL飲むと炭水化物は35 gになります．100 mL当たりだけでなく，1缶にどのくらいの量が入っているのかをチェックすることが大切ですね．オレンジジュースは高脂肪＋高炭水化物を摂取したときにできる酸化ストレスを減らすことも報告されています（Ghanim H, 2010）．ただし，低血糖のときには1カーボ，つまりコップ1杯（150 mL）程度がちょうどよい量になりますね．

1缶の量をチェック！

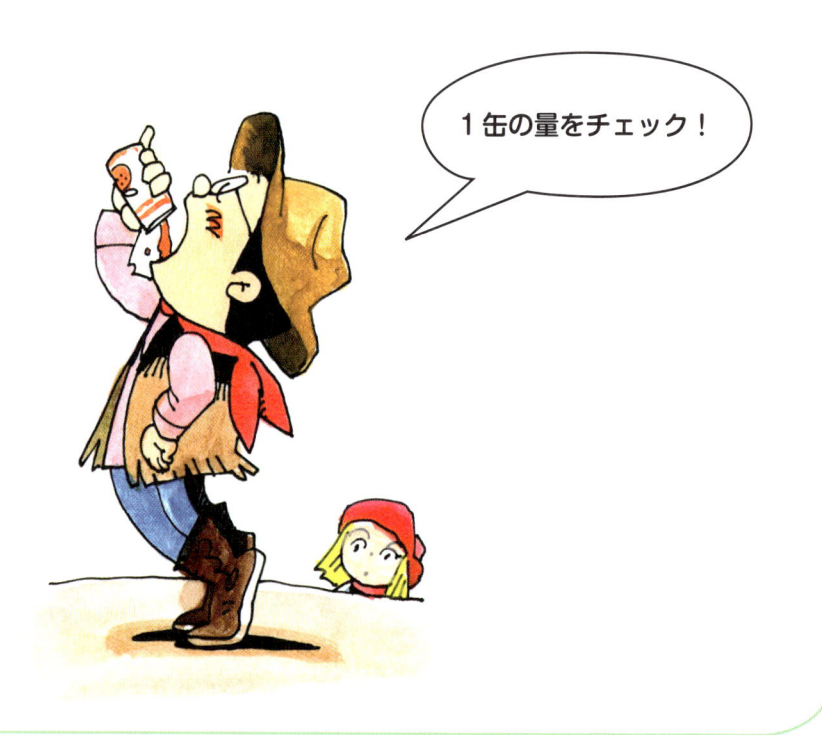

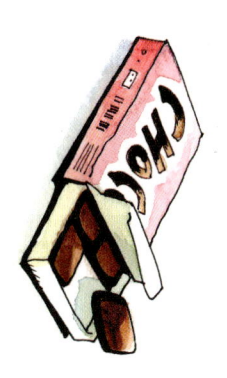

栄養成分表示を読み解きましょう！ その3

Q29

以下の「チョコレート菓子」を1/2箱食べると、炭水化物はどのくらい(g)含まれていますか？
一番近いのはどれ？

【チョコレート菓子】
栄養成分表示
1箱 (82g) 当たり
エネルギー　404 kcal
たんぱく質　7.4 g
脂質　16.6 g
炭水化物　56.2 g
ナトリウム　196 mg

❶ 0 g　　❸ 20 g
❷ 10 g　❹ 30 g

A29　❹ 30 g

●解説

　贈り物や外国みやげなど，チョコレートを食べる機会は多いですね．外国のベッドサイドには1～2個のチョコレートが置いてあることも多くあります．寝る前に神経を静めて疲れをとるリラックス効果を期待しているようですね．それから，糖尿病の人のためには低血糖のときに緊急用の補食にもなります．しかし，チョコレートは依存があるくらいで，ついつい食べてしまいますね．このチョコレート菓子1箱の炭水化物（＝糖質）量は56.2 gです．半分にすると，56.2 g ÷ 2 ＝ 28.1 g ≒ 30 gになります．チョコレートには抗酸化作用のあるポリフェノールも多いのですが，飽和脂肪酸が多いので悪玉コレステロール（LDL-C）が高い人は要注意です．

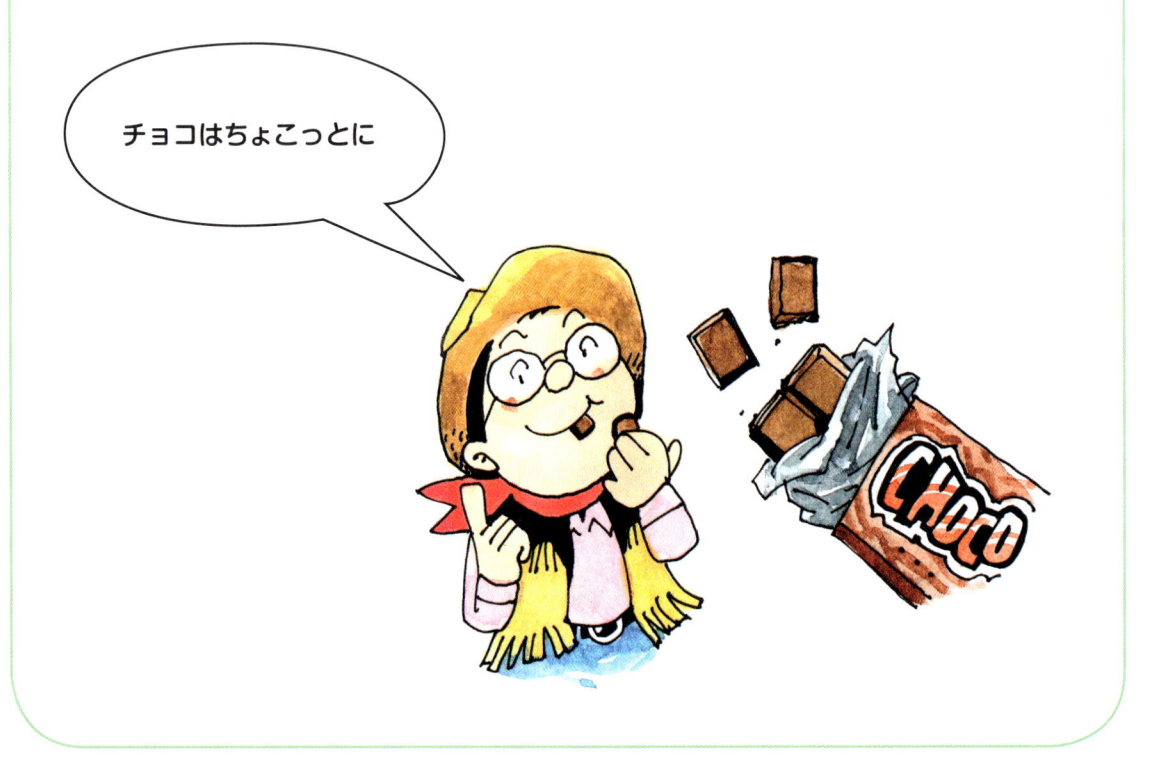

チョコはちょこっとに

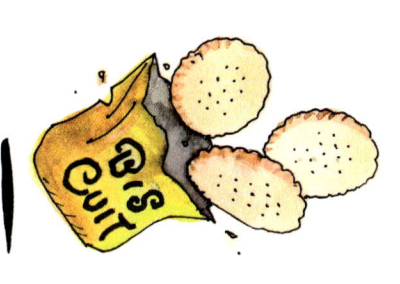

Q30 栄養成分表示を読み解きましょう！ その4

以下の「ビスケット」を3枚食べると、炭水化物はどのくらい (g) 含まれていますか？
一番近いのはどれ？

❶ 0 g
❷ 5 g
❸ 15 g
❹ 25 g

【ビスケット】
内容量　24 枚（3 枚パック×8 袋）
栄養成分表示
1 枚（標準 5.8 g）当たり
エネルギー　25 kcal
たんぱく質　0.4 g
脂質　0.6 g
炭水化物　4.5 g
ナトリウム　19 mg

A30 ❸ 15 g

●解説

　このビスケットの原材料は,「小麦粉, 砂糖, 牛乳, とうもろこしでん粉, ショートニング, バターオイル, …」などです. 1枚当たり4.5 gの炭水化物を含んでいるので, ビスケットを3枚食べると, 4.5 g × 3枚 = 13.5 g ≒ 15 g. だいたい1カーボになりますね. 3枚パックになっていると, 補食などに便利ですね.

ビスケット3枚で1カーボ!

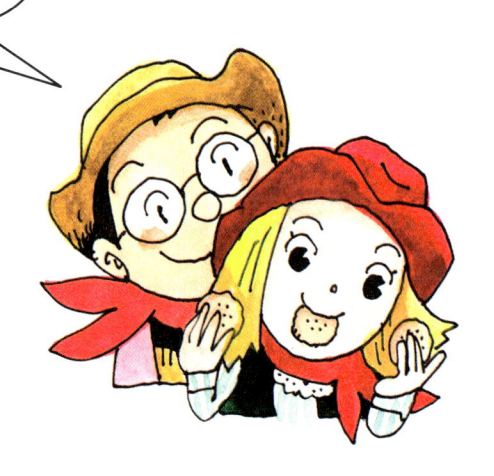

栄養成分表示を読み解きましょう！ その5

Q31 以下の「ラーメン」でスープを残すと、塩分は何g減らせる？

【即席中華めん】
内容量　100 g（めん91 g）
栄養成分表示
1食（100 g）当たり
エネルギー　443 kcal
たんぱく質　9.5 g
脂質　16.6 g
炭水化物　64.8 g
ナトリウム　2.3 g
（めん・やくみ　0.6 g、スープ　1.7 g）

❶ 0.6 g
❷ 1.7 g
❸ 2.3 g
❹ 4.3 g
❺ 5.8 g

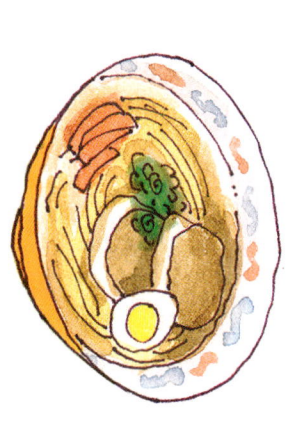

A31 ❹ 4.3 g

●解説

　「ナトリウム≠塩分」です．ナトリウム（g）× 2.54 ＝塩分（g）になります（塩分＝食塩相当量）．この即席中華めんのスープにはナトリウムが 1.7 g 含まれているので，ナトリウム 1.7 g × 2.54 ＝ 4.318 g ≒ 4.3 g の塩分が含まれていることになります．ですから，スープを残すと 4.3 g の塩分を減らすことができます．

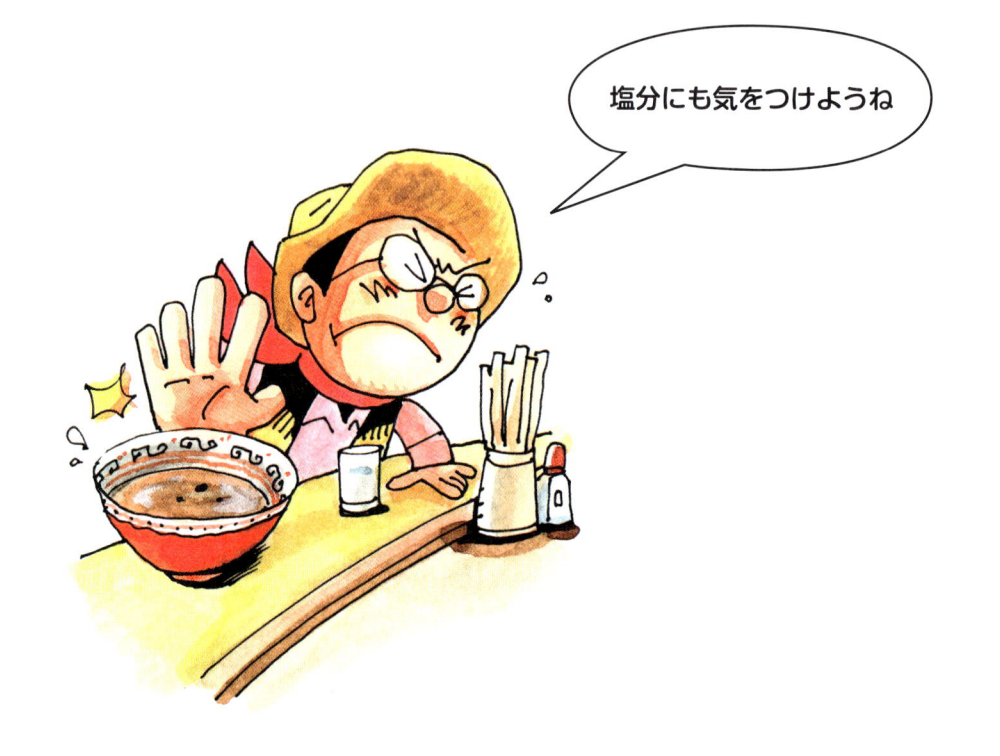

　ちなみに，血圧が高い人では食塩摂取の目標は 1 日 6 g 未満が推奨されています．めん・やくみにも塩分は含まれていますので，この即席中華めんをすべて食べると，ナトリウム 2.3 g × 2.54 ＝ 5.842 g ≒ 5.8 g の塩分をとることになりますから，ほぼ 1 日分食べたことになりますね．

塩分にも気をつけようね

Q32 栄養成分表示を読み解きましょう！ その6

1食当たり5カーボ（炭水化物75g）と決めている人の場合、以下のA弁当を食べるときに、ごはんの量はどのくらいにしたらいい？

[A弁当] 栄養成分表示
エネルギー 722 kcal
たんぱく質 31.5 g
脂質 15.9 g
炭水化物 105 g
食塩相当量 3.5 g

❶ とりあえず半分にする
❷ ごはんを1口残す
❸ ごはんを40g残す
❹ ごはんを80g残す
❺ 残さず食べる

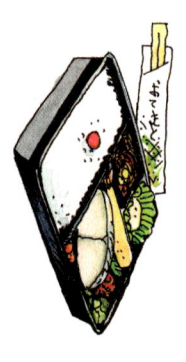

A32　❹ ごはんを 80 g 残す

●解説

　この A 弁当の炭水化物量は 105 g です．5 カーボ（炭水化物 75 g）を目標としている人がすべて残さずに食べると食後血糖が上昇しすぎます．105 g － 75 g ＝ 30 g（2 カーボ）の炭水化物量を減らせばよいので，ごはん 80 g を残せばよい計算になります．弁当のごはんの量は 200 ～ 250 g 前後のものが多いので 3 分の 1 を残すと考えてもよいでしょう．まずはごはんの見積もりができるようになることが大切ですね．残せないタイプの人はごはんの量を調節してもらったりしてもいいですね．

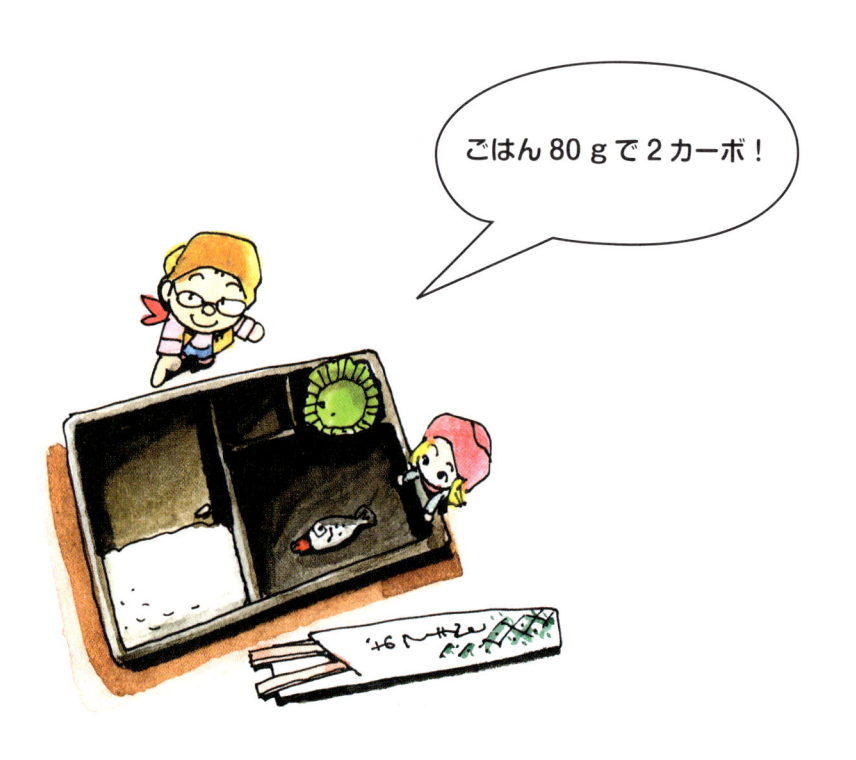

ごはん 80 g で 2 カーボ！

Q33 炭水化物を極端に制限するとどうなるの？

① 体重と血糖が下がり、元気になる
② インスリンの効きが悪くなる
③ 無自覚の低血糖が増える
④ ケトアシドーシスで入院する

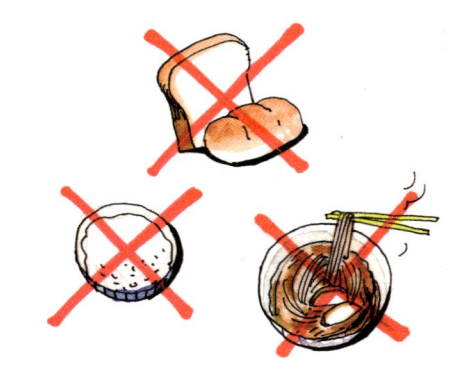

A33
❸ 無自覚の低血糖が増える
❹ ケトアシドーシスで入院する

●解説

　患者さんの中にはなんとか体重や血糖を減らそうと，炭水化物を極端に制限する人がいます．最初の数カ月は低カロリー・低脂肪食よりも効果があるかもしれませんが，長期的にはからだに大きな負担を及ぼします（Astrup A, 2004）．極端に炭水化物を減らすと，からだは飢餓と考え，肝臓でグリコーゲンからケトン体をつくります．ケトン体が増え過ぎると，倦怠感が出てきます．血液が酸性に傾き，ケトアシドーシス（ケトン体産生＋酸性）で意識がもうろうとなる人もいます．無自覚の低血糖になる人もいます．したがって，炭水化物を極端に減らしてはいけません．少なくとも1日に130gは炭水化物をとりましょう．

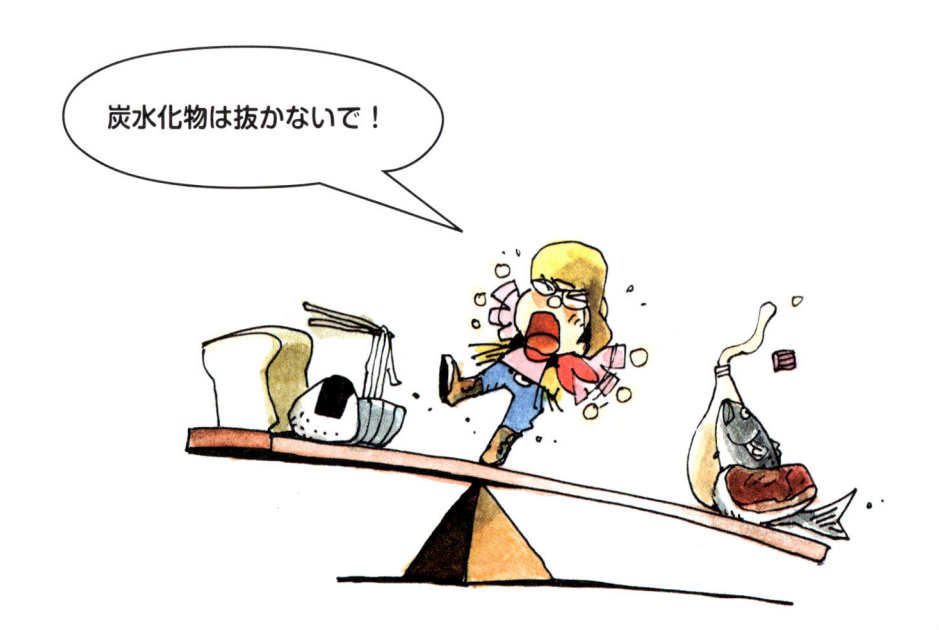

Q34

和食メニューに含まれる炭水化物は？ 朝食編

以下のメニューに含まれる一番近い炭水化物量（g）はどれ？

ごはん（120 g）
焼き魚（鮭、80 g）
みそ汁（玉ねぎ）
小松菜のおひたし
温泉卵（1個）
みかん（1個、皮含む 90 g）

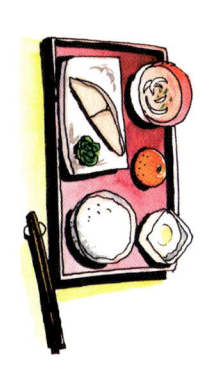

❶ 1 カーボ（炭水化物 15 g）
❷ 2 カーボ（炭水化物 30 g）
❸ 3 カーボ（炭水化物 45 g）
❹ 4 カーボ（炭水化物 60 g）
❺ 5 カーボ（炭水化物 75 g）
❻ 6 カーボ（炭水化物 90 g）
❼ 7 カーボ（炭水化物 105 g）

A34 ❹ 4カーボ（炭水化物60 g）

● 解説

　ごはん120 g＝3カーボ（炭水化物45 g），みかん1個＝0.5カーボ，その他＝0.5カーボで合計4カーボ（炭水化物60 g）が正解．4カーボを目指している人にはちょうどよい炭水化物の量になりますね．もし，お腹が空くようでしたら，野菜や大豆製品を加えるといいですね．5カーボにしたい人はごはんの量を1カーボ分増やすといいですね．ごはんを120 gから40 g増やして160 gにするとよいわけです．詳しくは，以下のようになります．

＜参考値＞	炭水化物
ごはん（120 g）	45 g
焼き魚（鮭，80 g）	0 g
みそ汁（玉ねぎ）	8 g
小松菜のおひたし	3 g
温泉卵（1個）	0 g
みかん（1個，皮含む90 g）	8 g
合計	64 g

> 朝から炭水化物をとって元気に！

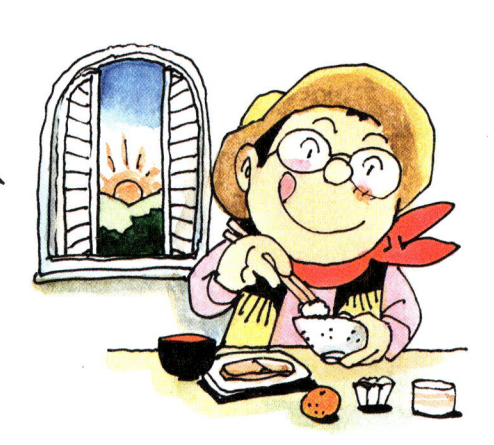

和食メニューに含まれる炭水化物は？ 昼食編

Q35 以下のメニューに含まれる一番近い炭水化物量 (g) はどれ？

肉南蛮うどん
うどん（1玉，240 g）
肉（50 g）

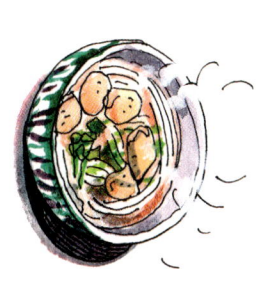

① 1 カーボ（炭水化物 15 g）
② 2 カーボ（炭水化物 30 g）
③ 3 カーボ（炭水化物 45 g）
④ 4 カーボ（炭水化物 60 g）
⑤ 5 カーボ（炭水化物 75 g）
⑥ 6 カーボ（炭水化物 90 g）

A35 ❸3カーボ（炭水化物45 g）

●解説

　うどん（ゆで）1玉（240 g）だと3カーボ（炭水化物45 g）になります．そば（ゆで）の1玉（180 g）も同じ3カーボと覚えておくと便利ですね．そばには「ルチン」（ポリフェノールの一種）が含まれています．血糖が上がりにくいルチンが含まれているからといって，そばを食べたら血糖が下がるわけではありません．肉50 gはたんぱく質ですので，炭水化物としてはカウントしません．4カーボを食べようとしている人だと，少し足りないかもしれません．ごはんを40 gプラスするといいですね．うどん（ゆで）の場合，0.2を乗じると炭水化物の量になります．覚えておくと便利ですね．お店によっては1人前が2玉分のところもあります．また，使用しているめんの種類（ゆで・生・乾）によっても炭水化物の量は変わります．「このうどんは何g？」もしくは「このうどんはゆでめん？」などと尋ねるとよいでしょう．

<参考値>	炭水化物
うどん（1玉，240 g）	52 g
肉（50 g）	0 g
合計	52 g

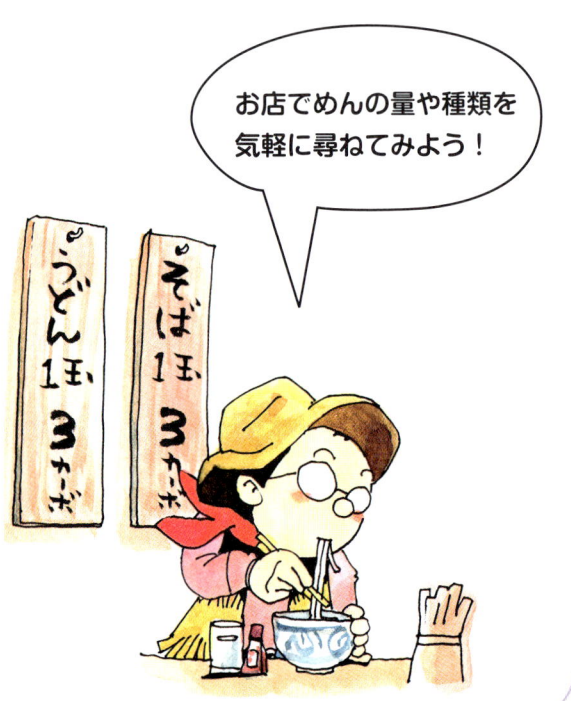

お店でめんの量や種類を気軽に尋ねてみよう！

Q36

和食メニューに含まれる炭水化物は？ 夕食編

以下のメニューに含まれる一番近い炭水化物量 (g) はどれ？

ごはん（160 g）
豚しょうが焼き（豚肉 100 g）
いんげんのごま和え
みそ汁（豆腐）

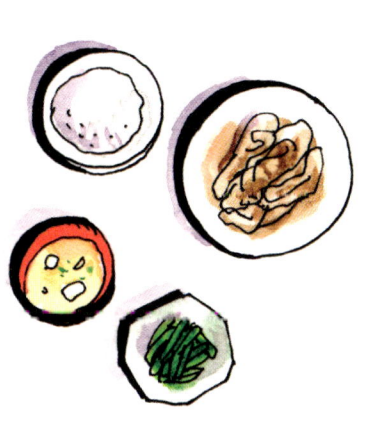

❶ 1 カーボ（炭水化物 15 g）
❷ 2 カーボ（炭水化物 30 g）
❸ 3 カーボ（炭水化物 45 g）
❹ 4 カーボ（炭水化物 60 g）
❺ 5 カーボ（炭水化物 75 g）
❻ 6 カーボ（炭水化物 90 g）

A36 ❺ 5カーボ（炭水化物 75 g）

●解説

　ごはん 160 g は 4 カーボ，主菜と調味料などを 1 カーボと見積もると，合計 5 カーボになりますね．4 カーボを目指している人はごはんを少なめ（120 g）に，6 カーボを目指している人はごはんを少し多め（200 g）にするとよいですね．詳しくは，以下のようになります．

<参考値>	炭水化物
ごはん（160 g）	60 g
豚しょうが焼き（豚肉 100 g）	8 g
いんげんのごま和え	6 g
みそ汁（豆腐）	3 g
合計	77 g

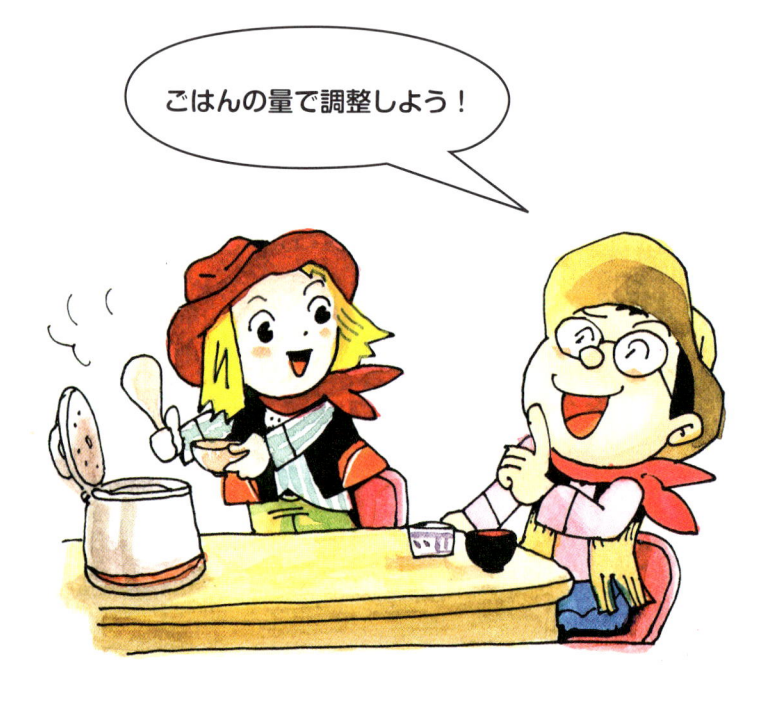

ごはんの量で調整しよう！

Q37 洋食メニューに含まれる炭水化物は？ 朝食編

以下のメニューに含まれる一番近い炭水化物量（g）はどれ？

食パン（6枚切り，1枚）
バター（小スプーン1）
目玉焼き（卵1個，60 g）
野菜サラダ
マヨネーズ（小スプーン1）
牛乳（1本，200 mL）

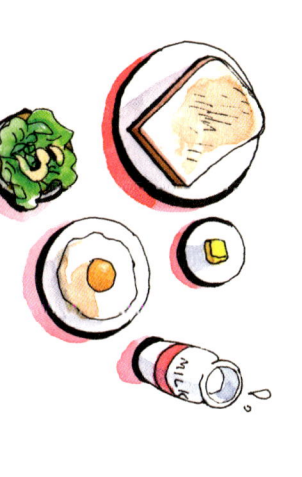

❶ 1カーボ（炭水化物 15 g）
❷ 2カーボ（炭水化物 30 g）
❸ 3カーボ（炭水化物 45 g）
❹ 4カーボ（炭水化物 60 g）
❺ 5カーボ（炭水化物 75 g）
❻ 6カーボ（炭水化物 90 g）

A37 ❸ 3カーボ（炭水化物 45 g）

●解説

　食パン（6枚切り）1枚で2カーボ，牛乳（1本，200 mL）で1カーボ，その他を含めて合計3カーボになります．4カーボを目指している人は，食パン1枚半にしてもよいですし，バターの代わりにジャムを使ってもいいですね．5カーボを目指している人は，食パン2枚を食べるといいですね．バター，目玉焼き，野菜サラダはカウントしません．詳しくは，以下のようになります．このほか，ジャム，メープルシロップ，はちみつを厚く塗ると1カーボ，薄く塗ると0.5カーボになります．野菜ジュース（1杯，200 mL）1カーボです．ロールパン1個（30 g）は1カーボです．

＜参考値＞	炭水化物
食パン（6枚切り，1枚）	30 g
バター（小スプーン1）	0 g
目玉焼き（卵1個，60 g）	0 g
野菜サラダ	3 g
マヨネーズ（小スプーン1）	0 g
牛乳（1本，200 mL）	10 g
合計	44 g

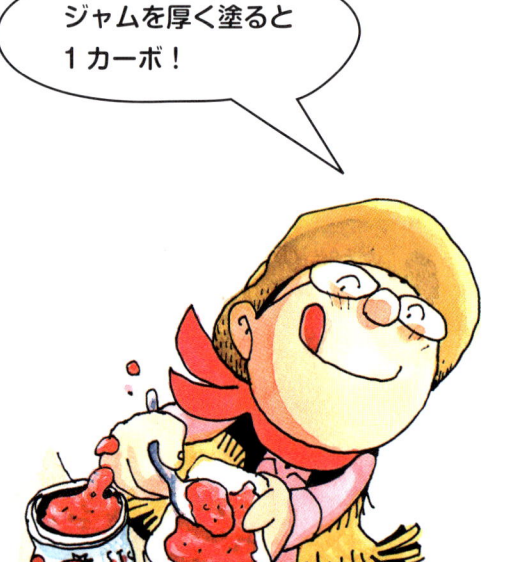

ジャムを厚く塗ると1カーボ！

Q38 洋食メニューに含まれる炭水化物は？ 昼食編

以下のメニューに含まれる一番近い炭水化物量 (g) はどれ？

テリヤキバーガー
フライドポテトS
果汁100％ジュース

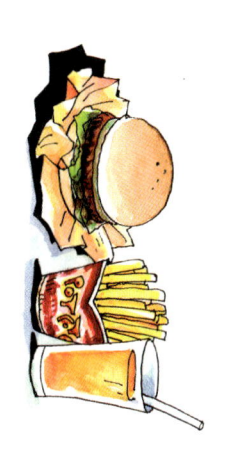

① カーボ（炭水化物 15 g）
② カーボ（炭水化物 30 g）
③ カーボ（炭水化物 45 g）
④ カーボ（炭水化物 60 g）
⑤ カーボ（炭水化物 75 g）
⑥ カーボ（炭水化物 90 g）

A38 ❻ 6カーボ（炭水化物 90 g）

●解説

　バンズパンが 2 カーボ，テリヤキなどの甘味が強いソースが 1 カーボ弱，フライドポテト S が 2 カーボ，果汁 100％ジュースが 1 カーボ強で，合計 6 カーボになります．野菜やピクルスなどはカウントしません．肉を食べた後のオレンジジュースはフラボノイドを含むため酸化ストレスを抑えるともいわれています（Ghanim H, 2010）．5 カーボを目指している人は，フライドポテトを半分にして調整するのが一番簡単です．「ポテトもいかがですか？」の言葉に弱い人もいますね．

<参考値>	炭水化物
テリヤキバーガー	40 g
フライドポテト	30 g
果汁 100％ジュース	20 g
合計	90 g

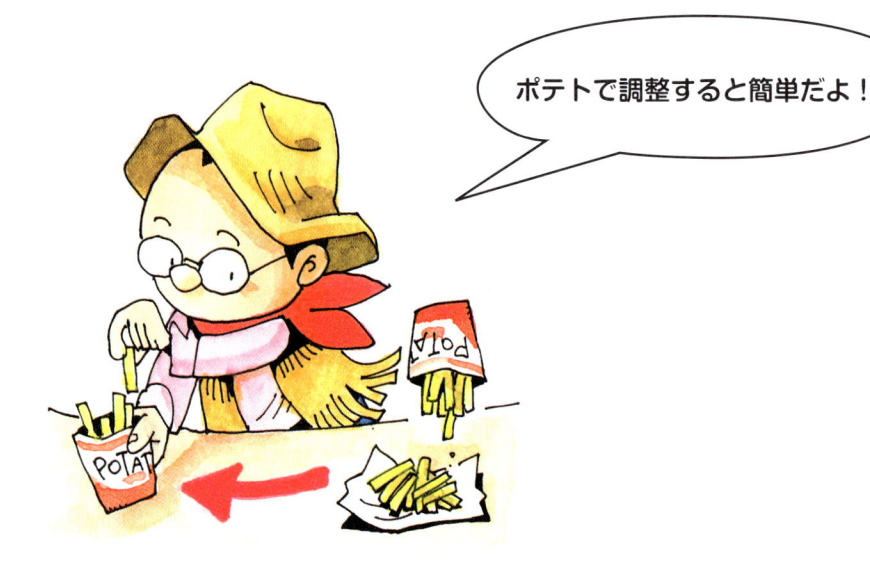

ポテトで調整すると簡単だよ！

洋食メニューに含まれる炭水化物は？ 夕食編

Q39

以下のメニューに含まれる一番近い炭水化物量（g）はどれ？

ライス（200 g）
サーロインステーキ（150 g）
フライドポテト添え
野菜サラダ
マヨネーズ（小スプーン1）
コーンスープ（インスタント）

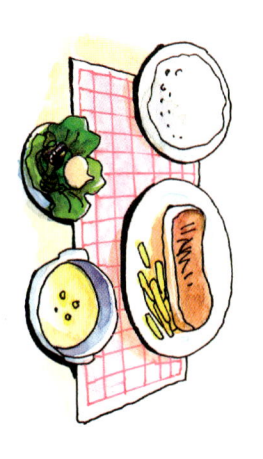

❶ 1カーボ（炭水化物 15 g）
❷ 2カーボ（炭水化物 30 g）
❸ 3カーボ（炭水化物 45 g）
❹ 4カーボ（炭水化物 60 g）
❺ 5カーボ（炭水化物 75 g）
❻ 6カーボ（炭水化物 90 g）
❼ 7カーボ（炭水化物 105 g）
❽ それ以上

A39 ❼ 7カーボ（炭水化物 105 g）

●解説

　ライスは 200 g で 5 カーボ，つけあわせのフライドポテトと野菜サラダが 1 カーボ，コーンスープが 1 カーボで，合計 7 カーボになります．5 カーボを指示されている人は 2 カーボが多いので，ライスを 80 g 程度減らせば OK です．詳しくは，以下のようになります．

<参考値>	炭水化物
ライス（200 g）	75 g
サーロインステーキ（150 g）	0 g
フライドポテト添え（50 g）	9 g
野菜サラダ	4 g
マヨネーズ（小スプーン 1）	0 g
コーンスープ（インスタント）	12 g
合計	100 g

> ステーキを食べる日は頑張って動こう！そして，ライスで調整だね

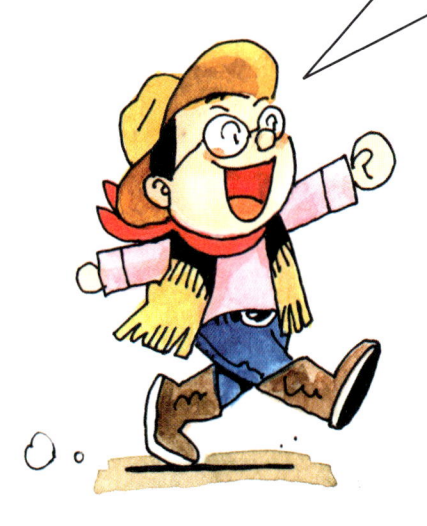

Q40 中華メニューに含まれる炭水化物は？

以下のメニューに含まれる一番近い炭水化物量（g）はどれ？

しょうゆらーめん
半チャーハン
ぎょうざ5個

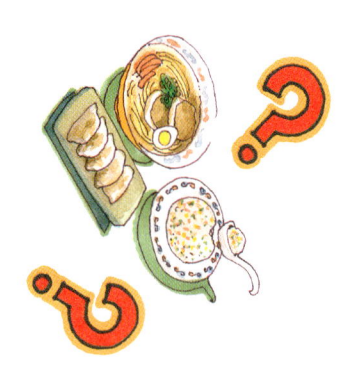

1. カーボ（炭水化物 15 g）
2. 2 カーボ（炭水化物 30 g）
3. 3 カーボ（炭水化物 45 g）
4. 4 カーボ（炭水化物 60 g）
5. 5 カーボ（炭水化物 75 g）
6. 6 カーボ（炭水化物 90 g）
7. 7 カーボ（炭水化物 105 g）
8. それ以上

A40　❽ それ以上

●解説

　朝を抜くと，昼をドカンと食べたくなりますね．「ラーメンに半チャーハン，そしてぎょうざ」，これが炭水化物の重ね食いの定番メニューです．ラーメンが5カーボ，半チャーハンが3カーボ，ぎょうざが2カーボとカウントして，合計10カーボ近くになります．5カーボを食べたいと思っている人は，半チャーハンやぎょうざの代わりに，豚肉50gが入った野菜炒めを頼むとよいかもしれませんね．

<参考値>	炭水化物
しょうゆらーめん	68 g
半チャーハン	50 g
ぎょうざ5個	23 g
合計	141 g

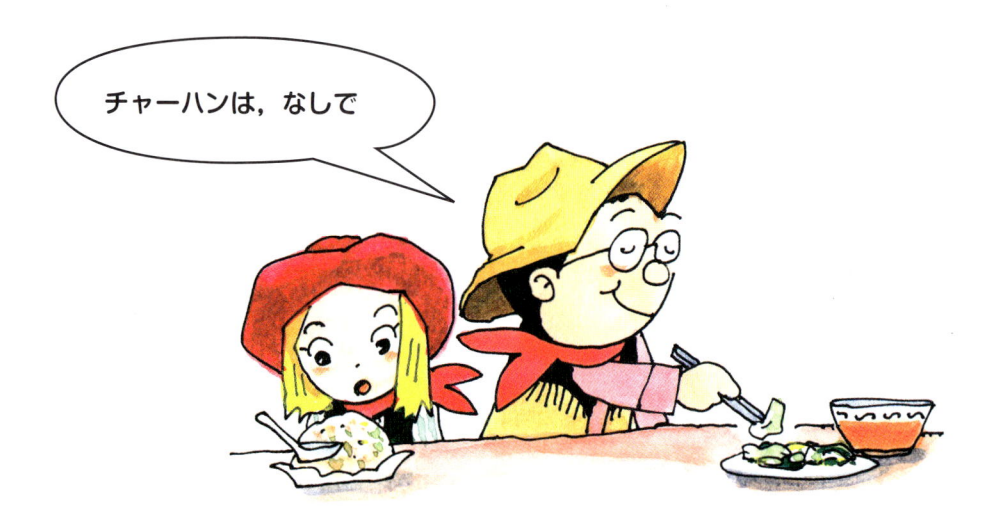

チャーハンは，なしで

Q41 「カーボカウント（応用編）」とは？

1. 炭水化物の量に応じた打つべきインスリン量を計算する方法
2. 炭水化物の量に応じた運動量を計算する方法
3. 炭水化物の量に応じた値段を計算する方法
4. わからない

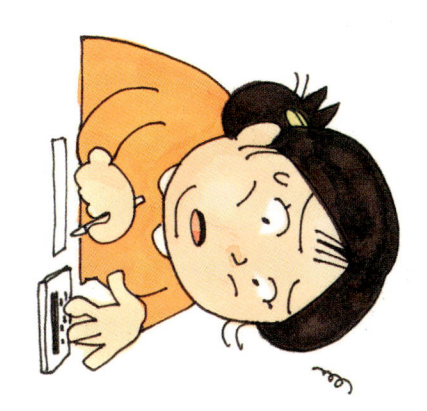

A41 ❶ 炭水化物の量に応じた打つべきインスリン量を計算する方法

●解説

　「カーボカウント（基礎編）」は，食後の血糖値を安定化させるために炭水化物を数え，毎食食べる炭水化物量を一定にする食事療法でしたね（Q1，A1参照）．強化インスリン療法中やインスリンポンプ療法中の人は，基礎編を覚えたら「カーボカウント（応用編）」に進みます．応用編では，食べる炭水化物量に応じて打つべきインスリン量を計算し，血糖の変動をできるだけ少なくすることを目指します．

> 基礎編はおおまかに，応用編では正確に炭水化物量を把握することが大切だね！

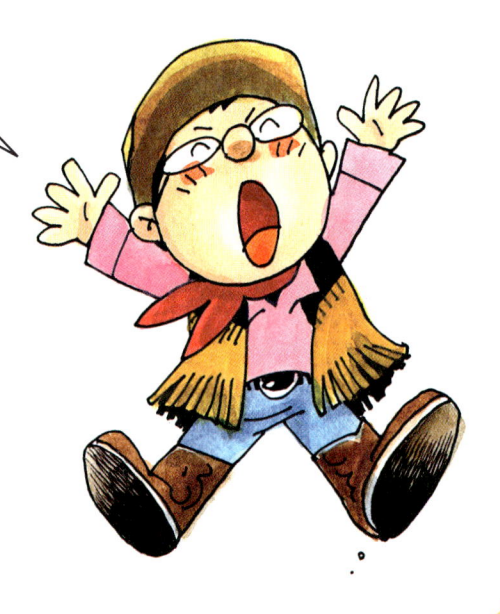

Q42 ICR（インスリン：炭水化物比）を調べる方法は？

＊ICR 食べた炭水化物（g）とそれに対応して使用するインスリン（単位）の比のこと。

1. 特殊な施設にある最新の装置で調べる
2. 食事で摂取した炭水化物量と，食前・食後の血糖値から調べる
3. インターネットの検索サイトで調べる

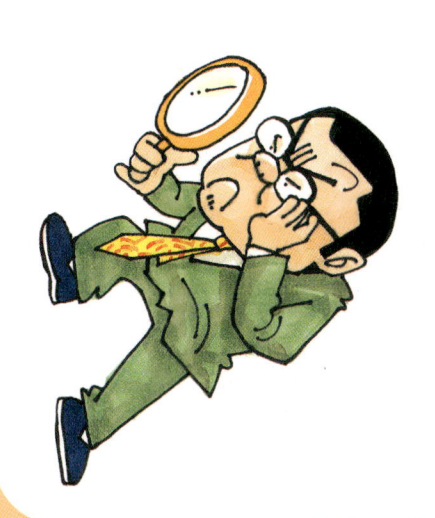

A42 ❷ 食事で摂取した炭水化物量と，食前・食後の血糖値から調べる

●解説

　ICR（インスリン：炭水化物比）とは，食べた炭水化物（g）とそれに対応して使用するインスリン（単位）の比のことです．「インスリン：炭水化物＝1：10」などと表されます．計算にはいくつかの方法があります．**一番正確なのは普段の食事から計算する方法**です．3日間の食事記録を書いて，毎食の炭水化物量を計算し，食事の前後で測定した血糖値から算出します．食事の前後の血糖値が目標範囲内に入っている場合，インスリン1単位で何gの炭水化物に対応しているかがわかります．このほか，CF（修正因子）を用いてICRを求める方法（CF × 0.33）や，体重とTDD（1日総インスリン量）に基づいてICRを計算する方法（体重 × 6.2 ÷ TDD）などがあります．

> 食事の前後で血糖を測定してみよう！

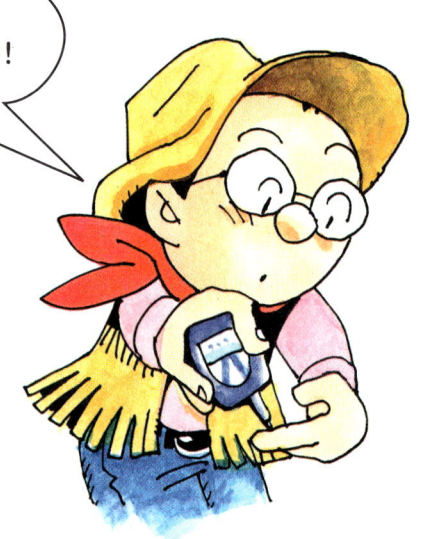

Q43 CF（修正因子）を調べる方法は？

＊CF 超速効型インスリン1単位によって低下する血糖値（mg/dL）のこと。インスリン感受性因子とも呼ばれています。

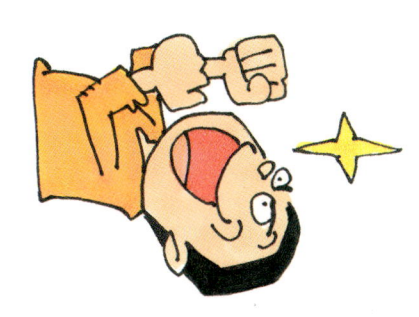

❶ 3秒ルール
❷ 1800ルール
❸ ローカルルール

A43 ❷ 1800ルール

●解説

　CF（修正因子）とは，超速効型インスリン1単位によって低下する血糖値（mg/dL）のことです．インスリン感受性因子とも呼ばれています．「1800ルール」とはこのCFを求めるための計算式で，1800をTDD（1日総インスリン量）で割ることによって求められます．たとえば，基礎インスリン*量：8単位＋8単位，追加インスリン**量：朝食前6単位，昼食前5単位，夕食前7単位でTDD34単位の人が，食前と食後2時間血糖値が目標範囲内にあれば，1800÷34＝53．1単位で約50 mg/dLの血糖が下がる計算になります．速効型インスリン使用者やインスリン抵抗性がある人は1500ルールが用いられます．インスリンポンプ使用者は1700ルール，インスリン感受性が高い人は2000ルールが用いられます．ほかに，キングの修正ルールCF＝（1076÷TDD）＋12などもあります．CFには個人差がありますので，必ず医師に相談して，少なめから始めてみましょう

　＊ 基礎インスリン：食事をしていないときでも血糖を調整するのに最低限必要なインスリン
＊＊ 追加インスリン：食後の血糖上昇を抑えるのを助けるインスリン

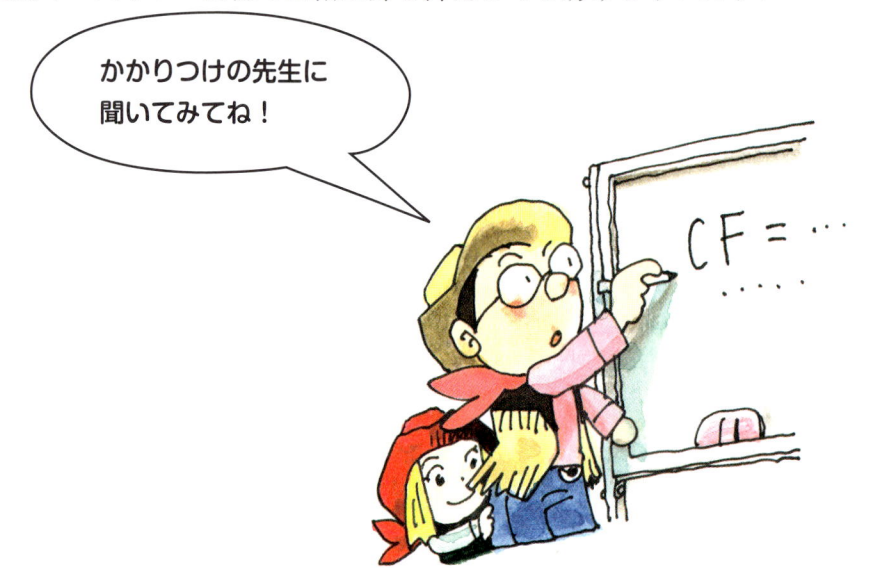

Q44

1日に合計34単位のインスリンを注射している人が、就寝前に血糖が250 mg/dLと高かったときに、目標血糖150 mg/dLまで下げたい場合、どう注射すればよい？

＊例：朝食前8単位（超速効型）＋昼食前6単位（超速効型）＋夕食前6単位（超速効型）＋就寝前14単位（持効型溶解）＝34単位．

1. 超速効型インスリン1単位
2. 超速効型インスリン2単位
3. 持効型溶解インスリン1単位
4. 持効型溶解インスリン2単位
5. 夜間低血糖が心配なので打たない

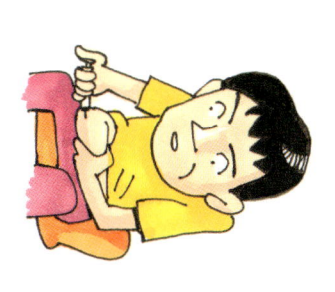

A44 ❷ 超速効型インスリン2単位

●解説

　1800ルールを用いると，1日に34単位打っている人では，1800 ÷ 34 ＝ 53で，超速効型インスリン1単位で約50 mg/dL程度の血糖が下がる計算になります．この数値がCF（修正因子）ですので，100 mg/dL血糖を下げたい場合は，超速効型インスリンを2単位打てばよいですね．ランタスやレベミルなど持効型溶解インスリンは作用時間が遅く，ほぼ1日にわたり持続的な作用を示すので，修正には用いません．「ランタス」だから，足すものだと思ってはいけません．

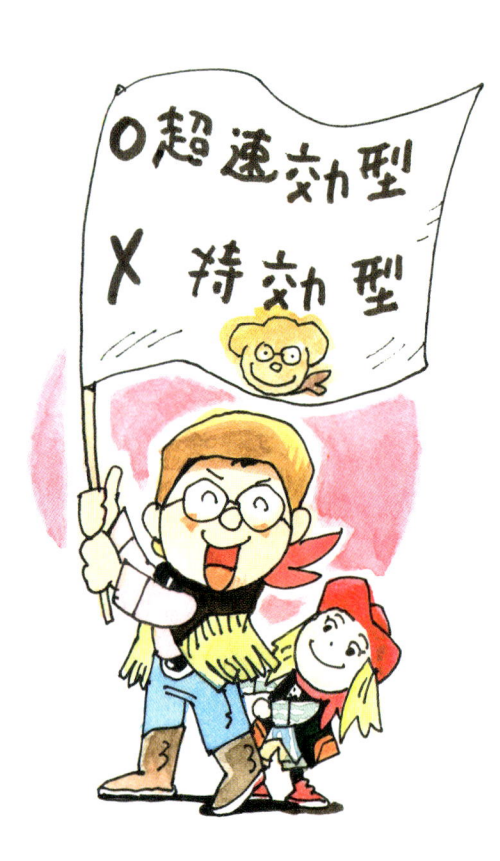

修正はすぐ効くインスリンでね

Q45

友人と一緒に喫茶店に入って、モンブランを注文しました。ICR＝1:10なら、追加するインスリンは何単位？

* ICR　インスリン：炭水化物比．食べた炭水化物 (g) とそれに対応して使用するインスリン（単位）の比のこと．
* モンブラン1個（炭水化物 49 g）

① 1単位　　④ 4単位
② 2単位　　⑤ 5単位
③ 3単位　　⑥ 注文を取り消す

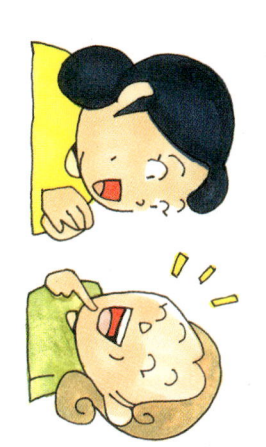

A45 ❹ 4単位 あるいは ❺ 5単位

● 解説

　友人とお茶を飲みながら会話するのは楽しいですね．ついケーキを頼んでしまっても，注文を取り消す必要はありません．カーボカウントを覚えると，追加すべきインスリン量の計算が正確になります．モンブラン 1 個を食べると，炭水化物 49 g をとることになります．ICR＝1：10 の場合，インスリン 1 単位で炭水化物 10 g に対応するので，打つべきインスリン量は 49 g÷10 g≒5 単位になります．飲みものが無糖の場合や低血糖が心配な人は，1 単位減らして 4 単位でよいかもしれません．朝食，昼食，夕食で ICR が異なる人もいます．自分の朝・昼・夕の ICRs を使って計算してみてくださいね．

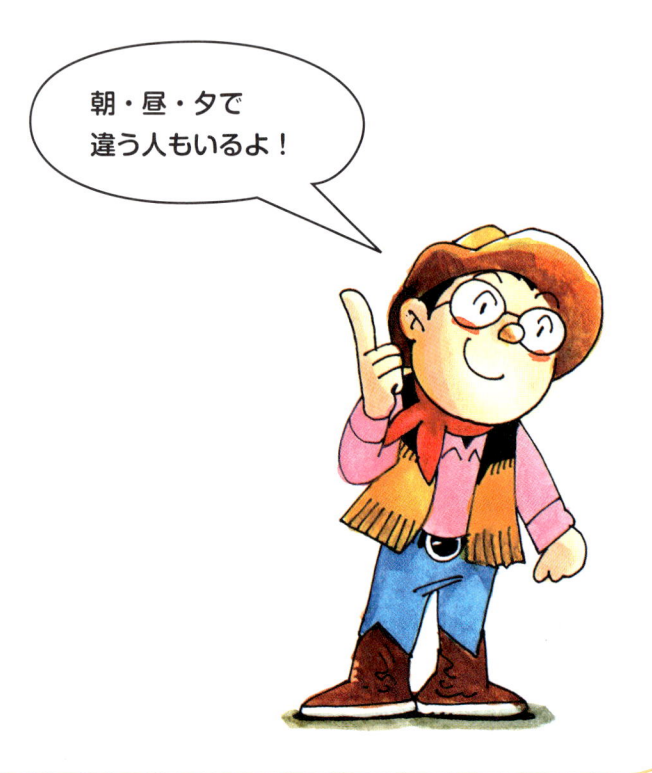

> 朝・昼・夕で違う人もいるよ！

Q46

家族と外食して回転ずしで5皿（10個）をとりました。ICR＝1:15なら、インスリンは最低、何単位打てばよい？

＊ICR イ ンスリン：炭水化物比。食べた炭水化物（g）とそれに対応して使用するインスリン（単位）の比のこと。

1. 2単位
2. 5単位
3. 10単位
4. 適当に打つ
5. 5皿で足らないので、追加注文する

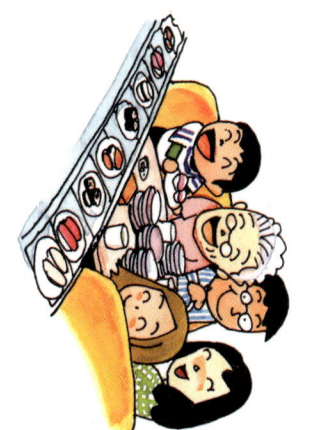

A46 ❷ 5単位

●解説

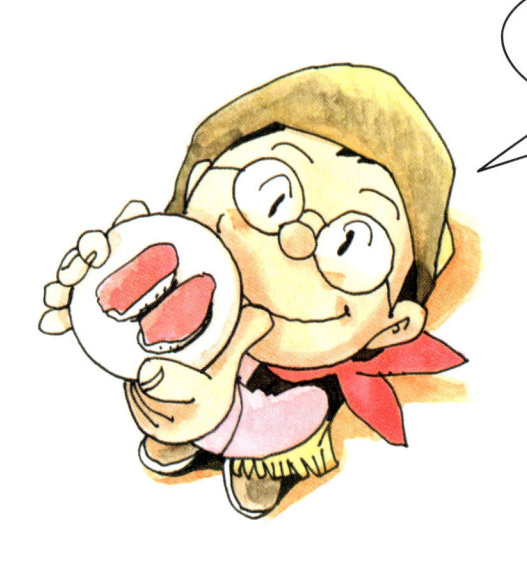

　回転ずしは手軽に家族と外食できるところですね．回転ずしのコンベアーの速度は分速4.8 m（秒速8 cm）．これは人が落ち着いて品定めをして，皿を手に取れるスピードに調整してあるのだそうです．しかし，適当にインスリンを打つと，高血糖になったり，逆に，血糖が下がり過ぎたりします．ごはんの量を見積もることが大切ですね．回転ずしなら，握りずし1個当たりのしゃり（ごはん）の重さは20 g前後が多いそうです．そうすると，しゃり（ごはん）の量だけで，1皿（2個）で40 g（1カーボ＝炭水化物15 g），5皿（10個）では200 g（5カーボ＝炭水化物75 g）になります．ICR：1：15の場合，インスリン1単位：炭水化物15 gとなるので，75 g÷15 g＝5単位のインスリンが最低必要ですね．

回転ずしは1皿（2個）で1カーボ！

Q47

目標血糖が150 mg/dLで、現在の血糖が250 mg/dLとします。いまから5カーボの炭水化物が含まれている食事をします。インスリンは何単位打てばよい？

* ICR（インスリン：炭水化物比）＝ 1：15
* CF（修正因子）＝ 50 mg/dL

① 2単位　　❹ 5単位
② 3単位　　❺ 7単位
③ 4単位

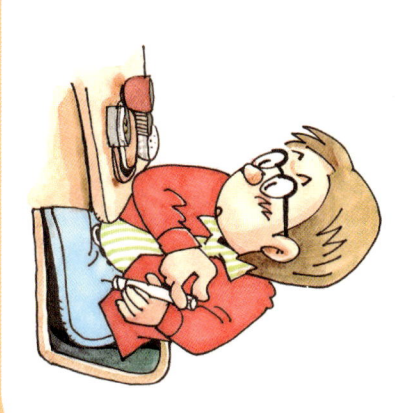

A47　❺ 7単位

●解説

　CF（修正因子）とは，超速効型インスリン1単位によって低下する血糖値（mg/dL）のこと．CF = 50 mg/dL の人が，血糖を 100 mg/dL 下げたい場合，2単位の超速効型インスリンで修正すればよいことになります．さらに，5カーボ（炭水化物75 g）の食事をする場合には，ICR（インスリン：炭水化物比）= 1：15 ですから，75 g ÷ 15 g = 5単位の超速効型インスリンが食事の炭水化物をカバーすることになります．修正分が2単位，食事による追加分が5単位で，合わせて7単位になりますね．

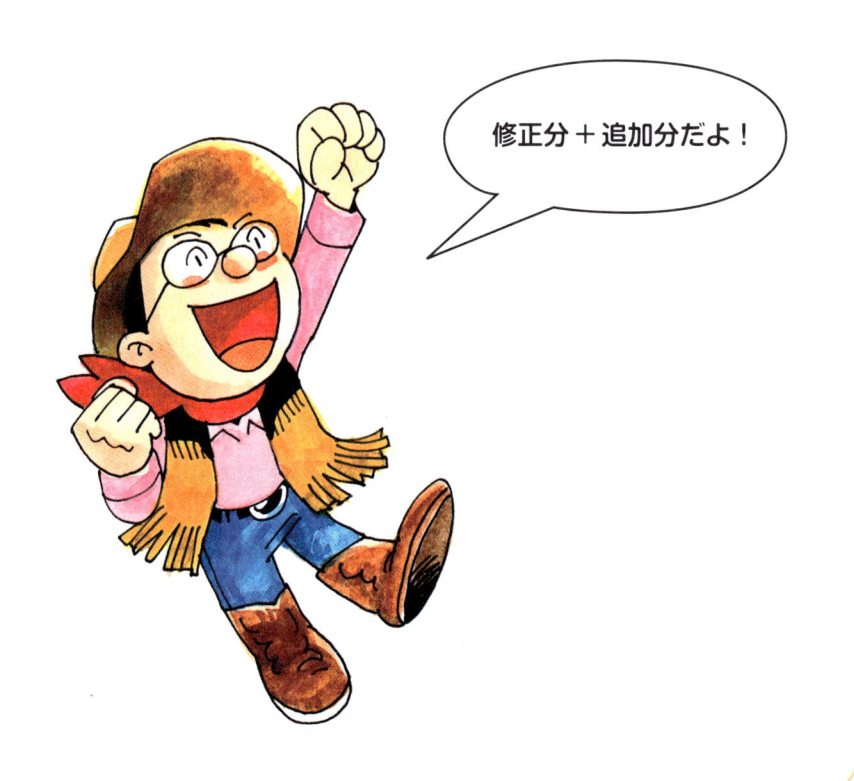

修正分＋追加分だよ！

Q48

1型糖尿病の人を対象としたDAFNE（ダフネ）研究という研究があります。ダフネのもとの意味は？

1. ギリシャ神話の妖精
2. 商品についている値段
3. チケットを違法に売る人

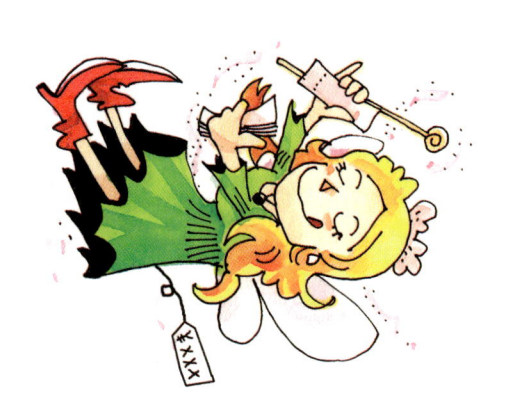

A48 ❶ ギリシャ神話の妖精

●解説

　1型糖尿病者140人を，カーボカウントとその量に合わせてインスリンを調節することを覚える集中トレーニングを受けた群と対照群の2群に無作為に割り付けたところ，集中トレーニングを受けた群では平均HbA1cは有意に低下しましたが，対照群では有意な変化を認めませんでした．また，集中トレーニングを受けた群では重症低血糖の増加や体重増加は認められず，血清脂質にも有意な変化を認めませんでした．この研究名は「Does Adjustment For Normal Eating（通常の食事に合わせて調節）」の略で，DAFNE（ダフネ）研究と呼ばれています（DAFNE Study Group, 2002）．

　さて，ダフネとはもともとギリシャ神話に出てくる美しい妖精の名前です．エロス（キューピッド）に金の矢を射られたアポロンの求愛から逃れるために，父親に月桂樹に変身させられてしまいました．悲しんだアポロンは，愛の証しとして月桂樹の冠を作ったといいます．美術作品にみるアポロンは，たいてい月桂樹の冠をかぶっています．

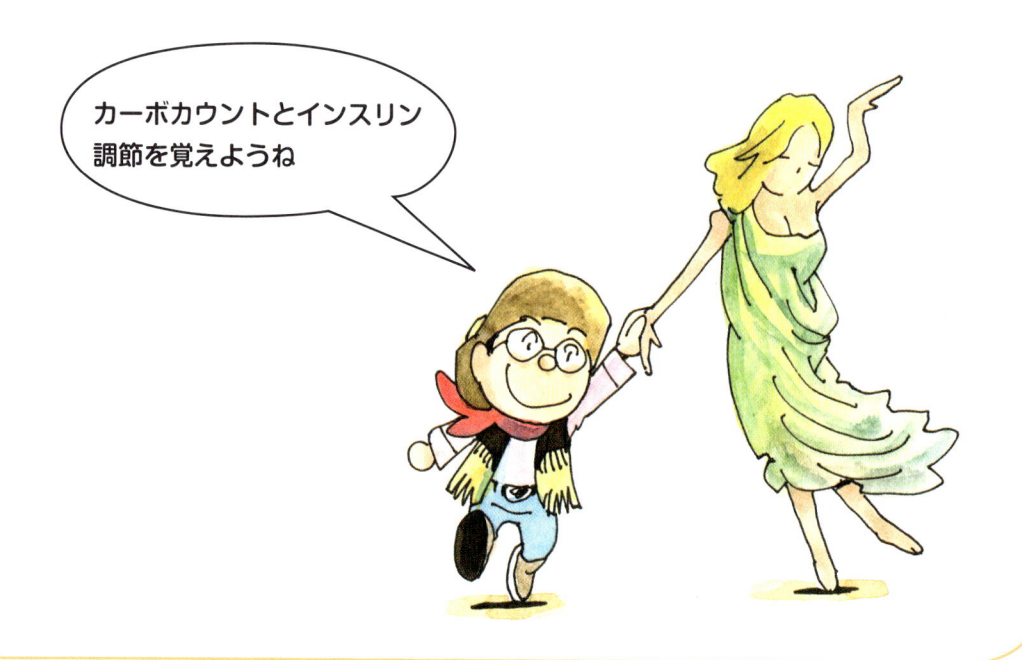

> カーボカウントとインスリン調節を覚えようね

Q49

インスリンポンプには、血糖値と炭水化物量を入れると自動的に注入量を計算してくれる「ボーラスウィザード」という便利な機能がついています。この「ウィザード」とは？

1. 男の魔法使い
2. 女の魔法使い
3. 悪い魔法使い

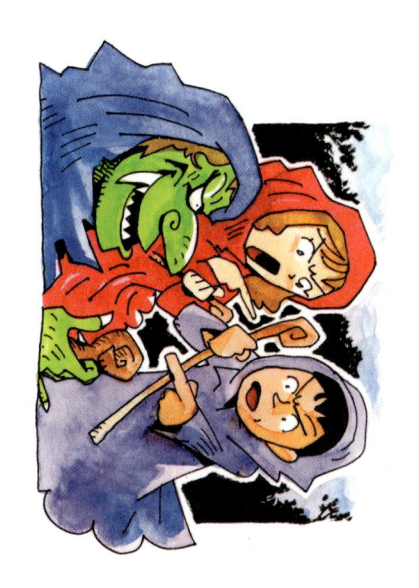

A49 ❶ 男の魔法使い

●解説

　男の魔法使いのことを「ウィザード」（Wizard）といいます．ハリーポッターのことですね．それに対して，「ウィキッド」（Witch）は女の魔法使いのこと．ミュージカルの題名にもなっていますね．インスリンポンプでは 0.1～30 単位までのボーラス（追加注入）を増やすことができるのですが，ICR（インスリン：炭水化物比）と CF（修正因子）から計算するのはやや面倒です．そこで，「ボーラスウィザード」のようなとても便利な機能があるボーラス計算機を搭載したインスリンポンプが使われています．欧米では，無線を使って iPod や iPad なども使われています．

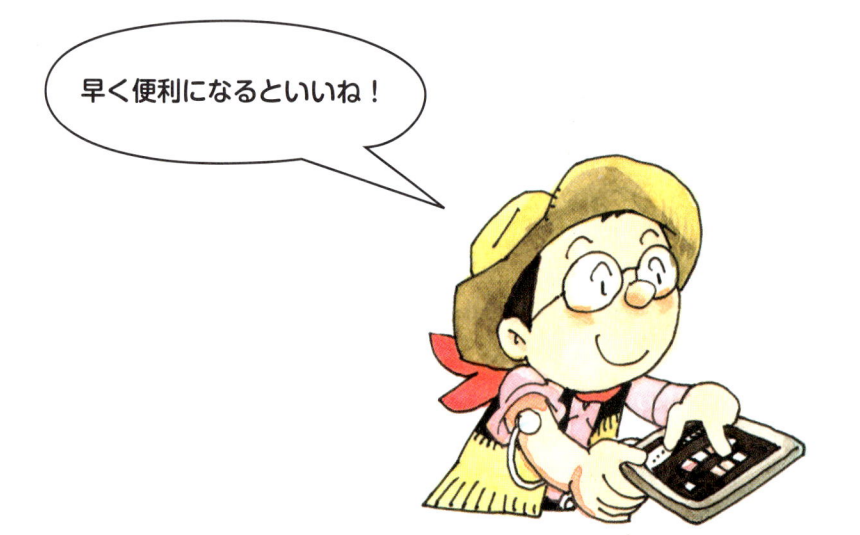

早く便利になるといいね！

Q50 11月14日は何の日でしょうか？

① いい石の日
② いい医師の日
③ 世界糖尿病デー

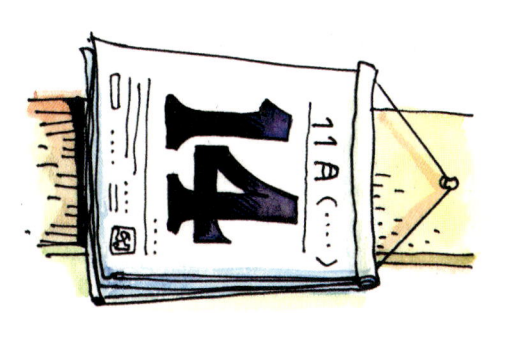

A50 ❶ いい石の日, ❸ 世界糖尿病デー

●解説

　11月14日は世界糖尿病デーです．世界各地で糖尿病の予防，治療，療養を啓発するためにさまざまな有名建築などがブルーにライトアップされます．シンボルマークの「ブルー」は国連や空を表しており，「サークル」（輪）は団結を表しています．ちなみに，この日は1921年にインスリンを発見したカナダ人医師，フレデリック・バンティングの誕生日です．また，石工職人が尊ぶ聖徳太子の命日にちなんで決められた「いい石の日」ともいわれています．

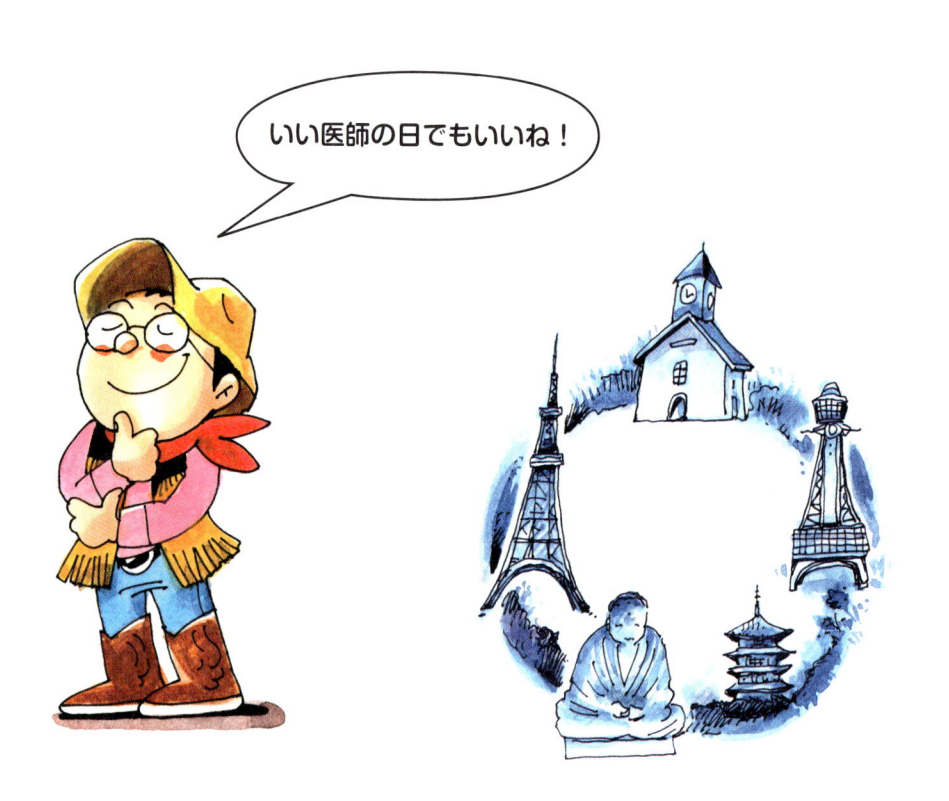

いい医師の日でもいいね！

カーボカウント便利ツール

■ カーボカウント基礎編を成功させるコツ
■ 血糖連動食事記録表
■ 簡単な指示カロリーの決め方とカーボ数
■ カーボカウントカード

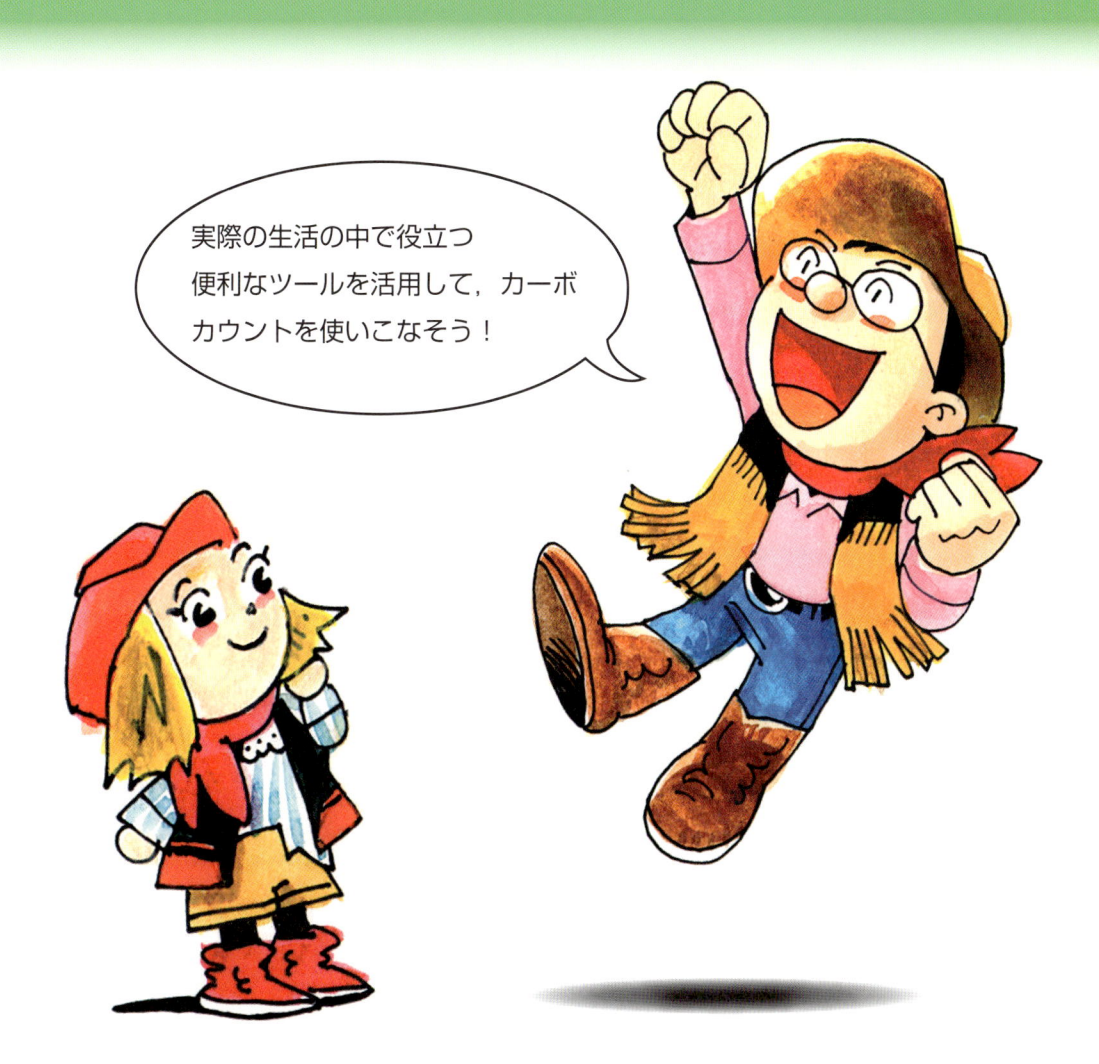

実際の生活の中で役立つ便利なツールを活用して，カーボカウントを使いこなそう！

■ カーボカウント基礎編を成功させるコツ

❶ 1食に食べる主食（ごはん，パン，めん類など）の目安量を覚える

❷ 食品の栄養成分表示の炭水化物（もしくは糖質）の項目を見る習慣をつける

❸ 炭水化物の重ね食いはやめる
　＊めん類にライスをつけない，パスタのときはパンを食べない

❹ よく食べる果物や菓子類の炭水化物量の目安量を覚える

❺ 外食時にはごはんの量で炭水化物量を調整する

❻ 食物繊維がたっぷり入った野菜から食べる

❼ 食べたくなる刺激を減らす
　＊せんべい・おかきは目のつかないところに置く，仏様への供えものはまんじゅうにしないなど

❽ はじめから無理な食事制限に取り組まない
　＊途中で爆発することが多い

❾ 日常生活に少しずつ取り入れる
　＊ごはんは1口・20gずつ減らす，ごはん茶碗を一回り小さくする，炊き過ぎない・作り過ぎない，残りものは次の日に回すなど

❿ おいしく食べる工夫をしたり，食事ストレスがたまらないようガス抜きをする
　＊栗ごはん，味つけごはんなど．ただし，ごはん茶碗は同じで，量も同じに
　＊おいしいものを食べる日を決めるなど

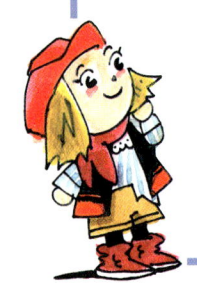

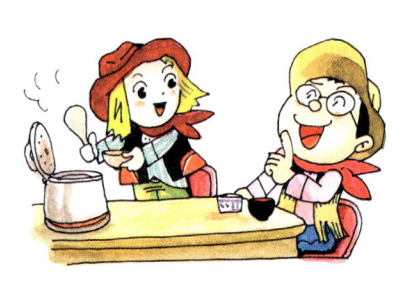

■ 血糖連動食事記録表

年　　月　　日
名前（　　　　　　　　）

	食べたもの	目安量	炭水化物量(g)*¹	
朝食（　時頃）				インスリン＿＿＿単位
				血糖値（mg/dL）／ ICR*²
				朝食前（　）　朝食後（　）
	小計			
間食（　時頃）				インスリン＿＿＿単位
				血糖値（mg/dL）／ ICR*²
				間食前（　）　間食後（　）
	小計			
昼食（　時頃）				インスリン＿＿＿単位
				血糖値（mg/dL）／ ICR*²
				昼食前（　）　昼食後（　）
	小計			
間食（　時頃）				インスリン＿＿＿単位
				血糖値（mg/dL）／ ICR*²
				間食前（　）　間食後（　）
	小計			
夕食（　時頃）				インスリン＿＿＿単位
				血糖値（mg/dL）／ ICR*²
				夕食前（　）　夕食後（　）
	小計			
間食（　時頃）				インスリン＿＿＿単位
				血糖値（mg/dL）／ ICR*²
				間食前（　）　間食後（　）
	小計			
	1日合計			

*¹ 栄養成分表示を参考に
*² ICR　インスリン：炭水化物比
　　　食べた炭水化物（g）とそれに対応して使用するインスリン（単位）の比のこと

簡単な指示カロリーの決め方とカーボ数

対象の目安	指示カロリー(kcal)	炭水化物の割合*1 (%)	総カーボ数	配分例*2 朝食	昼食	夕食	間食
小柄な高齢女性	1,200	60	12	4	4	4	0
		55	11	4	3	4	0
		50	10	3	3	4	0
標準体型・高齢女性減量が必要な中年女性	1,440	60	14	4	4	5	1
		55	13	4	4	5	0
		50	12	4	4	4	0
標準体型・中年女性減量が必要な中年男性	1,600	60	16	5	5	5	1
		55	15	5	5	5	0
		50	13	4	4	4	1
標準体型・高齢男性減量が必要な大柄男性	1,840	60	18	6	6	6	0
		55	17	6	5	6	0
		50	15	5	5	5	0
標準体型・大柄男性運動量の多い人若年者	2,000	60	20	6	6	7	1
		55	18	5	6	7	0
		50	17	5	5	7	0

*1 炭水化物が好き、または菜食中心の者は炭水化物比率を高めに設定
*2 患者のライフスタイルに合わせて配分を変更

カーボカウントカード ①

使い方
① 赤い破線（-----）に沿って切り離してください。
② 自由に組み合わせて、5カーボ×3食分で並べてみると正方形になります。

5カーボ	炭水化物 75g
4カーボ	炭水化物 60g
3カーボ	炭水化物 45g
2カーボ	炭水化物 30g
1カーボ	炭水化物 15g
0.5カーボ	

5カーボ — 75g ブドウ糖

5カーボ — ごはん茶碗1杯強（200g）

4カーボ + 0.5カーボ — ごはん茶碗1杯やや強（180g） + ごはん1口（20g）

4カーボ + 1カーボ — ごはん茶碗1杯（160g） + ロールパン1個

3カーボ + 1カーボ + 0.5カーボ — ごはん茶碗軽く1杯（140g） + オレンジ1個 + ごはん1口（20g）

135

カーボカウントカード ②

使い方

❶ 赤い破線（- - -）に沿って切り離してください。
❷ 自由に組み合わせて、5カーボ×3食分で並べてみると正方形になります。

| 5カーボ（炭水化物75g） |
| 4カーボ（炭水化物60g） |
| 3カーボ（炭水化物45g） |
| 2カーボ（炭水化物30g） |
| 1カーボ（炭水化物15g） |
| 0.5カーボ |

1カーボ	回転すし1皿（2カン）
1カーボ	回転すし1皿（2カン）
1カーボ	回転すし1皿（2カン）
1カーボ	回転すし1皿（2カン）
1カーボ	回転すし1皿（2カン）

| 2カーボ | ごはん茶碗半分（80g） |
| 3カーボ | ごはん茶碗8分目（120g） |

1カーボ	いなりずし1個
1カーボ	いなりずし1個
0.5カーボ	ごはん1口（20g）
0.5カーボ	
2カーボ	ごはん茶碗7分目（100g）

| 3カーボ | ベーグル1個 |
| 2カーボ | 食パン1枚 |

| 3カーボ | うどん1玉 |
| 2カーボ | バナナ1本 |

137

カーボカウントカード ③

使い方
① 赤い破線（-----）に沿って切り離してください。
② 自由に組み合わせて、5カーボ×3食分で並べてみると正方形になります。

5カーボ（炭水化物 75 g）	
4カーボ（炭水化物 60 g）	
3カーボ（炭水化物 45 g）	
2カーボ（炭水化物 30 g）	
1カーボ（炭水化物 15 g）	
0.5カーボ	

1カーボ	パスタ（乾燥, 20 g）
1カーボ	パスタ（乾燥, 20 g）
1カーボ	パスタ（乾燥, 20 g）
1カーボ	パスタ（乾燥, 20 g）
1カーボ	パスタ（乾燥, 20 g）

5カーボ	カップ焼きそば 1食
4カーボ ／ 1カーボ	即席めん 1食 ／ せんべい2枚（20 g）
3カーボ ／ 1カーボ ／ 1カーボ	そば1玉 ／ 飴3個（15 g） ／ クッキー3枚（30 g）おかず
3カーボ ／ 1カーボ ／ 1カーボ	カップめん1食 ／ おかず ／ おかず

139

文献

Q 3
- Gannon, M.C. et al.: Effect of protein ingestion on the glucose appearance rate in people with type 2 diabetes. *J Clin Endocrinal Metab*, **86**: 1040 〜 1047, 2001.
- Franz, M.J.: Protein cantroversies in diabetes. *Diabetes Spectrum*, **13**: 132, 2000.

Q 8
- Mensink, R.P., Katan, M.B.: Effect of dietary fatty acids on serum lipids and lipoproteins. A meta-analysis of 27 trials. *Arterioscler Thromb*, **12**(8): 911 〜 919, 1992.
- Nanri, A., Mizoue, t. et al.: Rice intake and type 2 diabetes in Japanese men and women: the Japan Public Health Center-based Prospective Study. *Am J Clin Nutr*, **92**(6): 1468 〜 1477, 2010.

Q 9
- 厚生労働省：平成18年国民健康・栄養調査報告
  http://www.mhlw.go.jp/bunya/kenkou/eiyou08/01.html
- 第一出版編集部編：日本人の食事摂取基準2010年版．第一出版，2009．

Q 13
- Murakami, K., Sasaki. S. et al.: Dietary glycemic index and load in relation to metabolic risk factors in Japanese female farmers with traditional dietary habits. *Am J Clin Nutr*, **83**(5): 1161 〜 1169, 2006.

Q 20
- Hosaka, S., Miyashita, M. et al.: The short-term effect of alcoholic beverage-intake on blood glucose levels in type 2 diabetic patients. *Diabetes Res Clin Pract*, **79**(2): 183 〜 184, 2008.
- Turner, B. C., Jenkins, E. et al.: The effect of evening alcohol consumption on next-morning glucose control in type 1 diabetes. *Diabetes Care*, **24**(11): 1888 〜 1893, 2001.

Q 23
- Kalergis, M., Schiffrin, A. et al.: Impact of bedtime snack composition on prevention of nocturnal hypoglycemia in adults with type 1 diabetes undergoing intensive insulin management using lispro insulin before meals: a randomized, placebo-controlled, crossover trial. *Diabetes Care*, **26**(1): 9 〜 15, 2003

Q 29
- Ghanim, H., Sia, C. L. et al.: Orange juice neutralizes the proinflammatory effect of a high-fat, high-carbohydrate meal and prevents endotoxin increase and Toll-like receptor expression. *Am J Clin Nutr*, **91**: 940 〜 949, 2010.

Q 34
- Astrup, A., Meinert Larsen, T. et al.: Atkins and other low-carbohydrate diets: hoax or an effective tool for weight loss? *Lancet*, **364**(9437): 897 〜 899, 2004.
- Chen, T. Y., Smith, W. et al.: A life-threatening complication of Atkins diet. *Lancet*, **367**(9514): 958, 2006.

Q 36
- Fernandes, A. A., Novelli, E. L. et al.: Influence of rutin treatment on biochemical alterations in experimental diabetes. *Biomed Pharmacother*, **64**(3): 214 〜 219, 2010.

文献

Q 39
- Ghanim, H., Sia, C. L. et al.: Orange juice neutralizes the proinflammatory effect of a high-fat, high-carbohydrate meal and prevents endotoxin increase and Toll-like receptor expression. *Am J Clin Nutr*, **91**: 940 ～ 949, 2010.

Q 48
- DAFNE Study Group.: Training in flexible, intensive insulin management to enable dietary freedom in people with type 1 diabetes: dose adjustment for normal eating(DAFNE)randomised controlled trial. *BMJ*, **325**(7367): 746, 2002.

その他
- Kalogeropoulou, D., LaFave, L. et al.: Lysine ingestion markedly attenuates the glucose response to ingested glucose without a change in insulin. *Am J Clin Nutr*, **90**(2): 314 ～ 320, 2009.
- Layman, D.K., Clifton, P. et al.: Protein in optimal health: heart disease and type 2 diabetes. *Am J Clin Nutr*, **87**(5): 1571S ～ 1575S, 2008.
- Gannon, M. C., Nuttall, F. Q.: Control of blood glucose in type 2 diabetes without weight loss by modification of diet composition. *Nutr Metab*(Lond), **3**: 16, 2006.
- Nuttall, F. Q., Gannon, M. C.: Metabolic response of people with type 2 diabetes to a high protein diet. *Nutr Metab* (Lond), **1**(1): 6, 2004.
- Gannon, M. C., Nuttall, F. Q.: Effect of a high-protein, low-carbohydrate diet on blood glucose control in people with type 2 diabetes. *Diabetes*, **53**(9): 2375 ～ 2382, 2004.

索引

数字欧文索引

数字

1型糖尿病	125
1型糖尿病者	126
1日総インスリン量	114, 116
11月14日	129, 130
15/15ルール	73, 74
75gブドウ糖負荷試験	44
1500ルール	116
1700ルール	116
1800ルール	115, 116, 118
2000ルール	116

C

CF	114, 115, 116, 118, 124, 128

D

DAFNE研究	125, 126

G

GI	60

I

ICR	113, 114, 119, 120, 121, 128

T

TDD	114, 116

和文索引

あ

朝ごはん	22
朝抜き，昼そば，夜ドカ食い	21
アルコール	13, 14
あんぱん	37, 38, 81, 82

い

インスリン	14, 22, 112, 117, 119, 120, 121, 122, 123
インスリン：炭水化物比	113, 114, 128
インスリン感受性	116
インスリン感受性因子	116
インスリン抵抗性	116
インスリンポンプ	80, 116, 127, 128

う

ウィキッド	128
ウィザード	127, 128
うどん	5, 59, 60, 100
運動	79, 80

え

栄養成分表示	16, 83, 84, 85, 86, 87, 89, 91, 93
栄養素	33, 35
エネルギー	25
塩分	92

お

おかき	84
オレンジ	7, 77, 78
オレンジジュース	85

か

カーボ	38, 43
カーボカウント（応用編）	32, 111, 112
カーボカウント（基礎編）	31, 32, 112
回転ずし	121, 122
カップめん	61, 62
カップ焼きそば	61, 62
かぼちゃ	67, 68
間食	77, 78, 81, 82
肝臓	14

き

基礎インスリン	116
キャベツ	67, 68
牛丼	81, 82
牛乳	40, 75, 76
強化インスリン療法	79
ぎょうざ	110
キングの修正ルール	116
筋肉	28

く

果物	66
グライセミックインデックス	60

け

血圧	92
血清クレアチニン	52
血糖	34, 35, 36, 53, 54, 68
血糖上昇指数	60
血糖値	74, 116, 124
ケトアシドーシス	95, 96
ケトン体	96

こ

高血糖	71, 72, 76
ごはん	2, 40, 55, 56, 93, 94, 102, 122
小麦粉	20
米	46
コンビニおにぎり	81, 82
コンビニのサンドイッチ	81, 82

さ

サラダ	18

し

塩せんべい	15, 16
持効型溶解インスリン	118
脂質	36
脂肪	12, 14, 26, 53, 54
じゃがいも	67, 68
ジャム	104
修正因子	114, 115, 116, 118, 124, 128
修正分	124
しょうゆせんべい	83
食塩相当量	92
食パン	3, 57, 58, 104
食品交換表	41, 42
食物繊維	18
腎臓	51, 52

索引

す
スープはるさめ　　　　　　　　61, 62
スパゲッティ　　　　　　　　　63, 64

せ
世界糖尿病デー　　　　　　　129, 130
せんべい　　　　　　　　　77, 78, 84

そ
そうめん　　　　　　　　　　　19, 20
即席中華めん　　　　　　　61, 62, 91, 92
速効型インスリン　　　　　　　　116
そば　　　　　　　　　　　　　4, 100

た
第2食現象　　　　　　　　　　　22
体脂肪　　　　　　　　　　　　　24
大福　　　　　　　　　　　　　77, 78
たい焼き　　　　　　　　　　　77, 78
ダフネ　　　　　　　　　　　125, 126
ダフネ研究　　　　　　　　　125, 126
炭水化物　　12, 16, 26, 32, 35, 36, 38, 41, 42, 43, 95, 112
炭水化物摂取量　　　　　　　　　49
炭水化物の重ね食い　　　　　　　110
炭水化物量　　　　　　　　32, 58, 112
たんぱく質　　　　　　　12, 26, 36, 51, 52

ち
チャーハン　　　　　　　　　　110
中華メニュー　　　　　　　　　109
中性脂肪　　　　　　　　　　　　46
超速効型インスリン　　　　116, 118, 124
チョコレート　　　　　　　　　87, 88

つ
追加インスリン　　　　　　　　　116
追加分　　　　　　　　　　　　　124

て
低カロリー　　　　　　　　　　　18
低血糖　　　　　　71, 72, 74, 75, 76, 80, 88, 95, 96
低血糖のはひふへほ　　　　　　　72
低炭水化物食　　　　　　　　　　32

と
でんぷん　　　　　　　　　　　　20

と
糖質　　　　　　　　　　　16, 86, 88
糖尿病　　　　　　　　　　　　　46
トマト　　　　　　　　　　　67, 68
どら焼き　　　　　　　　　　77, 78

な
ナトリウム　　　　　　　　　　　92

に
尿蛋白　　　　　　　　　　　　　52

の
脳　　　　　　　　　　　　　27, 28

は
バター　　　　　　　　　　　　104
バナナ　　　　　　　　　　6, 65, 66
はるさめ　　　　　　　　　　　　20

ひ
ビスケット　　　　　　　　　89, 90
標準体重　　　　　　　　　　　　10
微量アルブミン尿　　　　　　　　52

ふ
ブドウ糖　　　　27, 28, 34, 43, 74, 75, 76
フライドチキン　　　　　　　37, 38
フライドポテト　　　　　　　　106
フレデリック・バンティング　　　130

へ
平均炭水化物摂取量　　　　　　47, 48

ほ
飽和脂肪酸　　　　　　　　　　　88
ボーラスウィザード　　　　　127, 128
ボーラス（追加注入）　　　　　　128
補食　　　　　　　　　74, 75, 76, 88, 90
ポテトサラダ　　　　　　　　17, 18

ま
マカロニサラダ　　　　　　　　　18

み
みかん　　　　　　　　　　　　　40

や
野菜　　　　　　　　11, 12, 17, 18, 67
野菜サラダ　　　　　　　　　　　68

ゆ
遊離脂肪酸　　　　　　　　　　　22

よ
洋食メニュー（昼食編）　　　　　105
洋食メニュー（朝食編）　　　　　103
洋食メニュー（夕食編）　　　　　107
ヨーグルト　　　　　　　　　77, 78

ら
ラーメン　　　　　　　　　　91, 110
ライス　　　　　　　　　　　　108

り
理想体重　　　　　　　　　　　9, 10

る
ルチン　　　　　　　　　　　　100

ろ
ロールパン　　　　　　　　　81, 82

わ
和食メニュー（昼食編）　　　　　99
和食メニュー（朝食編）　　　　　97
和食メニュー（夕食編）　　　　　101

【著者略歴】

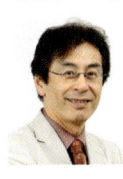

坂根 直樹（さかね なおき）

- 1989年　自治医科大学医学部卒業
　　　　同年，京都府立医科大学第一内科で初期研修後，地域医療に従事
- 2001年　神戸大学大学院医学系研究科分子疫学分野
- 2003年　京都医療センター臨床研究センター予防医学研究室長

＜受賞＞
- 第5回日本肥満学会賞（1999年）
- 平成12年度日本栄養・食糧学会学会賞(奨励賞)（2000年）
- 平成12年度日本内分泌学会研究奨励賞（2000年）

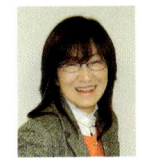

【編集協力者略歴】

佐野 喜子（さの よしこ）

- 女子栄養大学栄養学部卒業
　　　　順天堂大学大学院スポーツ健康科学研究科博士後期課程修了
- 2004年　株式会社ニュートリート代表取締役
- 2013年　神奈川県立保健福祉大学保健福祉学部栄養学科准教授

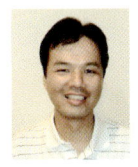

真鍋 悟（まなべ さとる）

- 1993年　甲子園大学栄養学部卒業
　　　　国立湊病院
- 1995年　近畿ブロック国立病院勤務
- 2009年　京都医療センター臨床栄養科栄養管理室・主任栄養士

**Dr. 坂根のクイズでわかる
糖尿病カーボカウント　初級編**　ISBN978-4-263-23555-3

2011年 8月20日　第1版第1刷発行
2015年 4月10日　第1版第3刷発行

　　　著　　者　坂　根　直　樹
　　　編集協力者　佐　野　喜　子
　　　　　　　　　真　鍋　　　悟
　　　発 行 者　大　畑　秀　穂
　　　発行所　医歯薬出版株式会社

〒113-8612　東京都文京区本駒込1-7-10
TEL.（03）5395-7617（編集）・7616（販売）
FAX.（03）5395-7609（編集）・8563（販売）
http://www.ishiyaku.co.jp/
郵便振替番号 00190-5-13816

乱丁，落丁の際はお取り替えいたします　　　　印刷・あづま堂印刷／製本・皆川製本所
© Ishiyaku Publishers, Inc., 2011. Printed in Japan

本書の複製権・翻訳権・翻案権・上映権・譲渡権・貸与権・公衆送信権（送信可能化権を含む）・口述権は，医歯薬出版㈱が保有します．
本書を無断で複製する行為（コピー，スキャン，デジタルデータ化など）は，「私的使用のための複製」などの著作権法上の限られた例外を除き禁じられています．また私的使用に該当する場合であっても，請負業者等の第三者に依頼し上記の行為を行うことは違法となります．

JCOPY ＜㈳出版者著作権管理機構 委託出版物＞
本書を複写される場合は，そのつど事前に㈳出版者著作権管理機構（電話 03-3513-6969，FAX 03-3513-6979，e-mail：info@jcopy.or.jp）の許諾を得てください．

医歯薬出版の糖尿病関連好評書紹介

Dr. 坂根のやる気がわいてくる
糖尿病ケア

ISBN978-4-263-23526-3

- ◆坂根直樹 著
- ◆B5判　158頁　カラー　定価（本体3,400円＋税）

●坂根直樹先生の完全オリジナル．オールカラー．「患者さんが糖尿病ケアに取り組むためのやる気を引き出し，楽しく続けられるようなサポートを！」をコンセプトに編集．

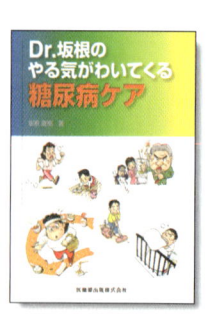

糖尿病患者のための
カーボカウント完全ガイド

ISBN978-4-263-25505-6

- ◆坂根直樹　佐野喜子 監訳
- ◆B5変型判　208頁　2色刷　定価（本体3,500円＋税）

●アメリカ糖尿病協会でつくられた炭水化物カウントに関する食事療法のテキスト．血糖と直接に関連する炭水化物カウントについて，【基礎編】と【応用編】に分けてわかりやすく解説．1型糖尿病，2型糖尿病ともに有用なガイドブック．

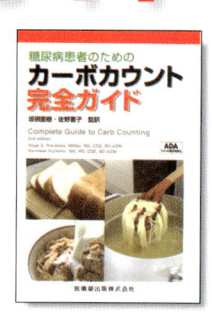

糖尿病医療スタッフのための
実践！カーボカウント

ISBN978-4-263-25506-3

- ◆坂根直樹　佐野喜子 監訳
- ◆B5変型判　208頁　2色刷　定価（本体4,000円＋税）

●カーボカウントを患者さんにどう指導したらよいのかについて，わかりやすく解説．【基礎編】と【応用編】に分け，患者さんに応じた指導が展開できるようにまとめた．ポイントをしぼり，「カーボカウント教育→実践方法」を明示．

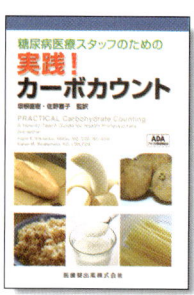

●弊社の全出版物の情報はホームページでご覧いただけます．http://www.ishiyaku.co.jp/

医歯薬出版株式会社／〒113-8612 東京都文京区本駒込1-7-10／TEL. 03-5395-7610　FAX. 03-5395-7611